EXAMEN
DE LA DOCTRINE
PHYSIOLOGIQUE

APPLIQUÉE A L'ÉTUDE ET AU TRAITEMENT

DU CHOLÉRA - MORBUS,

SUIVI DE L'HISTOIRE DE LA MALADIE

DE M. CASIMIR PÉRIER;

PAR LES RÉDACTEURS PRINCIPAUX DE LA GAZETTE MÉDICALE
DE PARIS.

> L'autorité du professeur de Paris nous
> oblige, sous peine de lèse-humanité, de
> dévoiler des erreurs aussi funestes.
> (BROUSSAIS, *Examen des doctrines
> médicales*, page 489.)

PARIS.

AU BUREAU DE LA GAZETTE MÉDICALE DE PARIS,
rue Poissonnière, N. 5;

ET CHEZ TOUS LES LIBRAIRES DE MÉDECINE.

—

1832.

EXAMEN

DE LA

DOCTRINE PHYSIOLOGIQUE

APPLIQUÉE A L'ÉTUDE ET AU TRAITEMENT

DU

CHOLÉRA-MORBUS.

EXAMEN

DU

SYSTÈME PHYSIOLOGIQUE

CHOLÉRA-MORBUS.

EVERAT, imprimeur, rue du Cadran, n⁰ 16, à Paris.

EXAMEN

DE LA DOCTRINE

PHYSIOLOGIQUE,

APPLIQUÉE A L'ÉTUDE ET AU TRAITEMENT

DU CHOLÉRA - MORBUS,

SUIVIE DE L'HISTOIRE DE LA MALADIE

DE M. CASIMIR PÉRIER;

PAR LES RÉDACTEURS PRINCIPAUX DE LA GAZETTE MÉDICALE
DE PARIS.

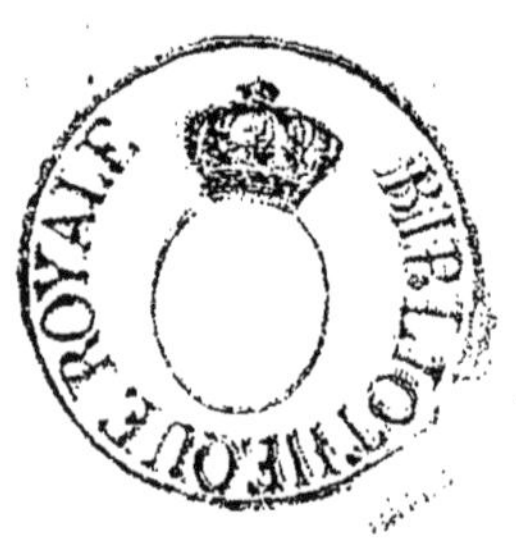

L'autorité du professeur de Paris nous
oblige, sous peine de lèse-humanité, de
dévoiler des erreurs aussi funestes.

(BROUSSAIS, *Examen des doctrines
médicales*, page 489.)

PARIS.

AU BUREAU DE LA GAZETTE MÉDICALE DE PARIS,

rue Poissonnière, N. 5;

ET CHEZ TOUS LES LIBRAIRES DE MÉDECINE.

AVERTISSEMENT.

Ce Mémoire, destiné à l'exposition de notre doctrine sur le choléra-morbus et à la réfutation des critiques de M. Broussais, peut être considéré comme l'ouvrage commun des rédacteurs principaux de la *Gazette médicale*. C'est ce qui explique pourquoi il ne porte aucun nom d'auteur. Mais comme la nature de cette discussion peut entraîner diverses sortes de responsabilités, nous croyons convenable d'avertir le public que c'est au rédacteur en chef de la *Gazette médicale* que doivent parvenir toutes les réclamations, puisqu'il est le garant naturel et légal des opinions de ses collaborateurs.

Jules GUÉRIN.

PRÉFACE.

Nous voici malgré nous engagés avec M. le professeur Broussais dans une controverse que nous n'avons pas provoquée, mais devant laquelle nous ne reculerons pas. Sur quelque terrain que le médecin du Val-de-Grâce veuille se placer, nous l'y suivrons avec plaisir. L'éclat de son nom, l'autorité de ses précédens, loin de nous imposer silence, nous font une loi de lui résister dès qu'il abuse contre nous de sa position scientifique au mépris de la justice et de la vérité. M. Broussais adore la dispute, il s'y complaît, il y vit à l'aise. Sa carrière littéraire n'a été qu'un long combat où il s'est acquis une renommée selon son goût. Il lui plaît aujourd'hui de nous prendre pour adversaires, et, suivant sa coutume, il nous traite de haut en bas. Sa manière insultante et querelleuse ne nous surprend point; c'est un résultat de son tempérament et de ses habitudes militaires, mais nous ne sommes pas disposés pourtant à souffrir les caprices de son humeur polémique, ni les impatiences de son amour propre blessé. Si l'expérience corrigeait les caractères et redressait les esprits, il aurait dû peut-être ne pas renouveler sitôt une discussion analogue à celle qui, en 1824, servit assez mal, s'il s'en souvient, les intérêts de ses systèmes et de sa réputation.

Notre but principal dans ce mémoire est d'examiner les résultats théoriques et pratiques de la médecine dite *physiologique*, appliquée au choléra-morbus. Nous prendrons pour texte de notre examen les leçons de M. Broussais, la brochure qu'il vient de publier (1), et sa pratique publique au Val-de-Grâce. Nous supposons que M. Broussais aura lieu d'être satisfait de l'impartialité de nos réflexions; mais si par malheur notre logique lui déplaît, si nos conclusions le fatiguent, si nos chiffres l'indignent, nous espérons produire un effet tout contraire sur le public médical, notre juge et le sien.

Mais avant d'entreprendre cet examen, il nous importe de répondre aux attaques peu mesurées de M. Broussais et de ses subordonnés,

____

(1) *Le Choléra-morbus épidémique observé et traité selon la méthode physiologique;* par J.-S.-V. Broussais, in-8.

et de leur renvoyer la honte et la défaveur qu'ils n'ont pas craint d'appeler sur nous.

Ire PARTIE. — *Discussion relative au tableau de mortalité de M. Broussais.*

La principale cause du débat existant entre la *Gazette médicale* et le Val-de-Grâce, c'est la publication d'un tableau nécrologique, duquel il résulte, 1° que M. Broussais avait perdu, depuis le commencement de l'épidémie jusqu'au 26 avril, dans l'espace d'un mois environ, 51 malades sur 128, c'est-à-dire 2 sur 5, et que, dans le même espace de temps, il comptait à peine dans son service 1 cas de guérison pour 2 décès; 2° que la mortalité dans ses salles était proportionnellement plus forte que celle des autres services du même hôpital.

On conçoit que ce tableau nécrologique n'ait pas eu le bonheur de plaire à M .Broussais ; mais il a tort de se plaindre, car c'est lui qui a provoqué la publication de cette pièce, qui, quoi qu'il fasse et quoi qu'il dise, est d'une authenticité et d'une exactitude rigoureuses. Nous sommes très-affligés de le désespérer, mais le fait est là , tel et tel que nous l'avons donné. Trente pages de déclamations et de menaces hautaines ne sauraient l'anéantir.

M. Broussais a provoqué, disons-nous, cette publication en venant affirmer dans une chaire publique, le 18 avril, qu'il guérissait 5 malades sur 6 ; en affirmant encore, plus tard, qu'il en guérissait 39 sur 40. Ces miracles physiologiques avaient droit de nous surprendre, nous qui, fréquentant les hôpitaux, voyions chaque jour les affreuses dévastations de l'épidémie et les décourageans résultats de toutes les médications. Nous prîmes en conséquence cette déclaration de M. Broussais pour ce qu'elle valait, et nous ne l'aurions même pas relevée, car nous attachons peu d'importance à l'absurde, si le célèbre professeur n'avait joint à cette brutale apologie de lui-même des insinuations malveillantes contre ceux de ses confrères dont la pratique et les principes diffèrent des siens, et mis ainsi à l'index l'élite des hommes de notre profession. A l'en croire, tout médecin qui n'adopte pas ses idées est un ennemi de l'humanité, qui s'obstine à tuer ses malades plutôt que de rendre hommage au génie du physiologisme. Aussi n'est-il pas rare d'entendre M. Broussais faire des appels, non point aux médecins, mais aux hommes probes, aux hommes de tous les partis, cherchant ainsi à se donner les airs d'un Vincent de Paule ou d'un Galilée, d'un Sauveur du monde en butte à la calomnie des méchans et réduit à se mettre sous la protection de la justice publique. C'est là le rôle, assez ridicule, qu'il a tâché de se faire il y a long-temps. Il s'est mis volontairement en dehors de la science, qui ne voulait plus de ses idées, qui ne s'en occupait même plus, et il a cru mieux réussir en s'adressant à un autre public. Nous le laisserons jouir des apologies de la presse politique, des témoignages de zèle des préfets, (1) des génuflexions de ses *collaborateurs,* comme il appelle les honorables médecins du Val-de-Grâce, et de la complaisance de M. Bourdin (2); mais nous qui n'avons pas les mêmes raisons de respecter, d'encenser et de nous agenouiller, nous nous chargeons volontiers d'être les interprètes de l'opinion publique médicale; nous ferons notre besogne en conscience, et si nos critiques honorent M. Broussais, ainsi qu'il le dit (3), nous ne lui ferons pas faute d'honneur. On n'en a jamais trop.

(1) Quelques préfets ont cru devoir répandre à profusion dans les campagnes les leçons de M. Broussais.

(2) Employé dans l'administration du Val-de-Grâce, dont il sera question ci-après.

(3) Brochure in-8° de M. Broussais, page 134.

Mais ne nous détournons pas du tableau de mortalité ; c'est le point sur lequel notre *sombre fureur* (1) aime surtout à fixer et à maintenir l'attention distraite et l'humeur riante de M. Broussais. Nous disions donc que, sans cette espèce de réprobation jetée du haut de la chaire physiologique sur la pratique des 19/20es des médecins de Paris et même de l'Europe, nous n'aurions pas cherché à troubler les joies de M. Broussais ; d'ailleurs ses leçons nous semblèrent propres à frapper d'épouvante les imaginations déjà si ébranlées ; enfin, nous l'avouons, nous éprouvâmes quelques mouvemens d'impatience en voyant une aussi grosse mystification opérée avec tant d'aplomb et d'aisance sur un peuple qui passe pour éclairé, sans que personne ne dît mot. Tous ces motifs nous déterminèrent à réclamer les premiers publiquement quand tout le monde se taisait encore.

Nous étions à peu près sûrs que les succès annoncés par M. Broussais étaient imaginaires. Le plus simple bon sens médical indiquait qu'ils étaient impossibles. Si pourtant ces assertions cavalières, nous fussent venues de tout autre médecin reconnu, comme M. Broussais, pour capable et instruit,

(1) Brochure in-8° de M. Broussais, p. 134,

nous aurions peut-être été ébranlés dans nos convictions ; car Dieu est grand et la médecine n'est pas
au bout de son histoire. On aurait pu inventer encore la vaccine et le quinquina. Mais, instruits
par le passé, le ton affirmatif de M. Broussais ne
nous toucha nullement, et avant toute vérification, nous étions à peu près certains qu'il ne par-
lait pas sérieusement. Il nous importe ici de rappeler en quelques mots la grande discussion de
1824 ; nous demandons pardon à M. Broussais de
l'importuner encore du souvenir de cette vieille
affaire ; elle vient si bien à point pour la nôtre,
que nous ne sommes pas assez généreux pour la
laisser dans l'oubli.

En 1824 donc, il fut publié un tableau de mortalité du service de M. Broussais, au Val-de-Grâce,
prouvant qu'il perdait plus de malades que ses
confrères au même hôpital, et d'après lequel sa
mortalité ordinaire à lui avait été, pendant 5 ans
consécutifs, de 1 sur 13 moins 175e, ou tout au
moins de 1 sur 13 plus 7710es.

La publication de ce tableau fut provoquée par
les assertions suivantes, émises par M. Broussais,
à différentes époques : « Les tables de mortalité
» ont déposé formellement en ma faveur. »

« La doctrine physiologique aura prochaine-
» ment sur la population une influence plus mar-
» quée que celle de la vaccine. »

« Nous ne perdons JAMAIS de maladies aiguës,
» quelle que soit leur gravité, quand on nous les
» apporte les premiers jours. » (Prospectus des
Annales.)

« Les médecins qui ne suivent pas la médecine
» physiologique perdent 1 malade sur 5, tandis que
» les physiologistes en perdent à peine 1 sur 3o. »

Cette dernière accusation fut un coup de foudre pour tous les praticiens consciencieux, qui se
crurent un instant des assassins et des empoison-
neurs publics. D'autres, d'un esprit plus posé, al-
lèrent tout droit au Val-de-Grâce, dépouillèrent
les registres, et prouvèrent tout bonnement à
M. Broussais, médecin physiologiste, qu'il perdait 1 malade sur 13 ou 14, et non pas seulement
1 sur 3o, ni encore moins 1 sur 1oo, comme les
grands médecins d'armée qu'il cita plus tard.

Une discussion des plus orageuses a passé sur ce
tableau. M. Broussais y prit part en personne, et
s'adjoignit plus tard son fils M. Casimir et un de
ses disciples fervens. Vous croyez peut-être qu'il
contesta l'exactitude du tableau, et qu'il fournit

d'autres chiffres? pas du tout; et au fait, quelque bonne volonté qu'il y pût mettre, il n'y avait pas moyen de créer d'autres chiffres : il fallut les subir. Mais en revanche, il expliqua à sa manière pourquoi il perdait 1 malade sur 13, et pourquoi ses confrères ne perdaient pas tant. Ce n'était pas là la question. Il s'agissait uniquement de savoir s'il était vrai que M. Broussais ne perdait qu'un malade sur trente, comme il l'assurait, et si les médecins non physiologistes en perdaient un sur cinq ; le tableau démontra la fausseté de cette prétention physiologique en prouvant la mortalité de 1 sur 13 à 14. C'était tout ce qu'avaient cherché les rédacteurs de la *Revue médicale* et de la *Gazette de santé*. M. Broussais, ne sachant comment se soustraire à ce cauchemar arithmétique, que la discussion allait rendre toujours plus horrible et plus menaçant, prit son parti en brave ; il cessa de disputer, et recommença à dire tout naturellement, et comme si rien n'était, qu'en suivant sa doctrine on *sauve vingt fois* plus de malades qu'autrefois, et il ajouta qu'il était estimé des hommes de bien.

A cette époque, comme aujourd'hui, ce furent les hautaines exagérations de M. Broussais qui lui

suscitèrent des contradicteurs assez énergiques ;
et tels qu'en rencontrent toujours les prétentions
illégitimes, de quelque nature qu'elles soient.
M. Broussais, ne pouvant pas incriminer le tableau
de mortalité, en incrimina les auteurs ; il les ac-
cusa de n'employer contre lui que de *mauvaises
chicanes*, au lieu de venir s'instruire à ses leçons
comme des médecins *probes* et *délicats* l'avaient
fait (1). Pour leur prouver leur indélicatesse et
leur improbité, il leur demandait, d'un air triom-
phant, de qui ils tenaient leurs renseignemens,
puisqu'ils ne les avaient reçus ni du sous-intendant militaire, ni du directeur de l'hôpital.
MM. Bousquet et Miquel lui répondaient toujours
avec tranquillité, que s'ils ne les avaient pas reçus du sous-intendant, ou du directeur, c'était assurément de quelqu'un autre, et qu'il suffisait que
le tableau fût exact pour qu'il n'eût rien à réclamer. Nous aimons à rappeler ces faits, car ils sont
d'une analogie parfaite avec ce qui nous arrive,
et le débat actuel n'est qu'une répétition du débat
de 1824. Il y a de notre côté même zèle, même

---

(1) Réponse au tableau nécrologique, dans les *Annales* de M. Broussais,
1824.

bonne foi, sinon même talent, et du côté opposé, même témérité et mêmes injustices. Nous
croyons aussi que nous avons eu une plus grosse
part d'injures : M. Broussais les a proportionnées
cette fois à sa mortalité.

Eclairés par ces précédens, nous avons dû nous
défier de l'exactitude des déclarations de M. Broussais, à propos du choléra-morbus, et suivant l'ins-
piration du bon sens et l'exemple de nos prédé-
cesseurs dans cette lutte, nous sommes allés voir
si les registres du Val-de-Grâce parlaient comme
le médecin en chef de cet hôpital. Nous y avons
vu, comme nous nous y attendions, que
M. Broussais était encore cette fois hors de la vérité; qu'au lieu de sauver les $5/6^{es}$ des malades,
encore moins les $39/49^{es}$, comme il se l'était fi-
guré, il en avait, au contraire, perdu dans 1 mois
10 sur 25, c'est-à-dire près de moitié, et ses confrères dans le même hôpital, seulement 10 sur 36.
Nous avons vu ces résultats et nous les avons rendus publics : voilà notre crime ! voilà pourquoi
M. Broussais nous a consacré, dans la brochure
qu'il vient de publier, quelques apostrophes marquées au coin de sa verve ordinaire, mais qui
nous émeuvent peu. Nous lui répondrons avec

·tranquillité , et nous lui conseillons le même calme.

Parlons d'abord du tableau lui-même : est-il exact, est-il faux? pour le public médical et non médical, voilà la question capitale.

« Notre véracité, dit M. Broussais, vaut bien » celle de gens qui ont fabriqué de fausses nécro- » logies. » (*Brochure*, p. 131, 132.)

« *Il* a pris le parti d'inventer ces nécrologies, » car *on* en a publié d'apocryphes. » (*Ibid*, 133.)

Enfin nous sommes « des calomniateurs, des folliculaires et des faussaires (*ibid.* 134), » et pour prouver que nous méritons toutes ces insolentes épithètes, M. Broussais publie à son tour un tableau nécrologique de son service au Val-de-Grâce, pièce authentique, bien et dûment paraphée par le sous-intendant militaire de l'hôpital, et certifiée véritable par le principal agent comptable. Cette pièce, destinée à nous écraser et à sauver l'honneur de la médecine physiologique et de son chef, à confondre la calomnie et les calomniateurs, à flétrir les *faussaires*, à déconcerter les *suppôts* de l'éclectisme, à renverser les *browniens* et les *éclectiques,* à reconquérir l'estime des gens de bien, cette pièce diffère donc essentiellement de celle de la *Gazette médicale* du 1ᵉʳ mai !! Elle donne apparemment d'autres chiffres, d'autres résultats, puisque M. Broussais l'oppose à ses calomniateurs !..... Eh bien, pas du tout. Le tableau est le même, les chiffres sont les mêmes, les résultats les mêmes (1). Il y a identité parfaite entre notre nécrologe et celui de M. Broussais, et il n'y a rien de surprenant puisque nous l'avons pris les uns et les autres à la même source, c'est-à dire dans les registres du Val-de-Grâce. Mais ce que vous trouverez étonnant, c'est que M. Broussais déclare apocryphe, et fabriqué par des faussaires, le tableau qu'il exhibe lui-même ; vous demanderez comment il peut y avoir des faussaires, quand il n'existe pas

---

(1) Le tableau de M. Broussais (brochure , p. 127) présente , comme celui de la *Gazette Médicale* du 1ᵉʳ mai, les mêmes chiffres jusqu'au 26 avril, c'est-à-dire 127 entrés , 51 morts, 24 guéris , 52 restans. Du 26 avril au 2 mai, il y a eu 1 entré, 1 sorti, et 1 mort. C'est ce petit mouvement de ces six derniers jours, non compris dans notre nécrologe et compris dans celui de M. Broussais , qui explique pourquoi l'addition générale de M. Broussais offre 128 entrés, 25 guéris et 52 morts, tandis que la nôtre ne donne que 127, 24 et 51, 1 en moins sur chaque colonne. Nous nous contentons ici d'affirmer cette similitude des deux tableaux, dont on pourra se convaincre en les comparant, et qui est claire comme le jour. La discussion approfondie de ce nécrologe, comparé non-seulement à ceux des autres médecins du Val-de-Grâce, mais encore à ceux de tous les autres hôpitaux de Paris, se trouve plus loin.

de faux; vous voudrez savoir pourquoi M. Broussais se fâche contre nous plutôt que contre les officiers de santé de son hôpital, qui sont les véritables coupables, puisqu'ils sont les véritables auteurs du document en écrivant ce qu'ils ont vu?... Tout cela est en effet assez inexplicable. Mais M. Broussais nous a accoutumés à ces sortes d'incompréhensibilités. Il suit, dans cette discussion, la même marche que dans celle de 1824. Il n'aborde jamais la question au fond, parce que les faits sont contre lui, mais il se jette dans des détours qu'il embrouille à plaisir; il entame des querelles personnelles, s'exhale en doléances et en récriminations contre ses adversaires, qu'il appelle des ennemis du bien public (page 131); recommence sans cesse sur nouveaux frais sa propre apologie, répète imperturbablement toutes les exagérations et les fausses allégations qu'on lui reproche, les grossit et les amplifie énormément, dédaignant toujours de fournir des preuves, car dans une lutte avec des gens comme nous sa parole suffit. Il connaît très-bien l'influence et l'autorité que sa position scientifique lui donne, et il se flatte qu'il n'a besoin que de contredire ses contradicteurs, de nier ce qu'ils affirment, d'affirmer ce qu'ils nient, pour triompher auprès de la masse du public à qui un nom impose toujours. Il espère que le résultat définitif de ces discussions ne peut que lui être favorable, parce que le public, qui juge vite et qui n'a ni le temps ni la patience d'examiner, conclura naturellement en faveur du pot de fer contre le pot de terre. Il y a du vrai dans ce système. Plusieurs grands charlatans s'en sont bien trouvés. C'est le fondement de toutes les dominations usurpées. Mais nous avons vu aussi quelquefois la seule force de la vérité, manifestée avec énergie et persévérance, réussir contre toutes les espèces de charlatanismes.

M. Broussais ne conteste donc pas directement et positivement la vérité de notre tableau, il n'en discute pas le chiffre, parce que toute contestation, toute discussion sur le tableau et sur le chiffre sont impossibles ; il se contente d'affirmer que nous avons inventé et publié de fausses nécrologies ; puis il présente son tableau qu'il commente à sa manière ; il environne cette pièce d'un grand appareil de formes légales, ce qui fait croire au lecteur que celle que nous avions publiée doit être une calomnie bien impudente et bien niaise, puisqu'elle est si facilement réfutée par un docu-

ment officiel, et il nous laisse ainsi sous la préven-
tion d'un faux matériel. Tout cela est assez gau-
chement conduit, parce que la situation est difficile; mais M. Broussais pense que le public n'y
regardera pas de si près, et ne songera pas à lui
demander pourquoi il ne met pas en regard du
tableau qu'il approuve le tableau qu'il accuse.
M. Broussais, en effet, a négligé de faire ce rapprochement. Nous l'avons fait pour lui, et nous affirmons encore que le nécrologe donné par lui, et
le nécrologe donné par nous, sont identiques (1).
S'ils étaient différens, M. Broussais n'eût pas
manqué d'en faire son profit. Certainement alors
il les aurait comparés et discutés. Il a trouvé plus
expéditif d'accuser de faux les auteurs du tableau
publié, que de prouver la fausseté du tableau lui-
même. Une injure est au reste plutôt trouvée
qu'une preuve et a quelquefois plus de portée.

Le tableau est donc en bonne et due forme, et
parfaitement exact. Voilà un premier point établi.

Mais si nos chiffres sont les mêmes que ceux
admis par M. Broussais, d'où vient donc notre

______

(1) Voyez aux pièces justificatives et ci-dessus, page 19 (note 1re).

contestation? il est difficile en effet de comprendre comment les mêmes chiffres peuvent prouver, d'un côté, que M. Broussais a perdu 10 malades sur 25, et de l'autre, qu'il n'en a perdu que 176° ou 1740°. Tout le nœud de l'affaire gît dans le commentaire de ces chiffres. C'est ici que M. Broussais a embrouillé les calculs avec une adresse qui mériterait un meilleur sort. Il sophistique sur ce tableau avec un rare talent d'escrime polémique; mais nous prendrons la permission de mieux préciser les questions qu'il déplace, et de les ramener à leurs véritables termes. On trouvera dans l'examen des tableaux la solution complète de ce problème. Mais en attendant, nous en discuterons les points les plus saillans.

Le tableau de M. Broussais, qui est aussi le nôtre donne le mouvement suivant :

Entrés.	Sortis.	Morts.
128.	25.	52.

Partant de ces chiffres, nous avons dit : 1° Si, sur 128 malades, M. Broussais ne compte que 25 sortis, la proportion de ses guérisons réelles complètes n'était encore, au 30 avril, que de 1 sur 5, ce qui est bien différent de 5 sur 6, ainsi qu'il le disait douze jours auparavant, le 18 avril ;

2° Si, sur 128 malades, M. Broussais en a perdu 52, la proportion de sa mortalité n'est pas seulement de 1 sur 6, comme il l'a dit, ni encore moins de 1 sur 40, mais de 10 sur 25 ; car 52 est à 128 à peu près comme 10 à 25 ; donc, au lieu d'en sauver les $5/6^{es}$ et les $39/40^{es}$, il lui en est mort les $2/5^{es}$, c'est-à-dire près de la moitié.

Nous faisons provisoirement abstraction ici des 52 malades restans, dont M. Broussais ne nous dit rien, et dont une partie doit avoir péri postérieurement. Mais, en les supposant guéris, ce qui certes est une grande concession, la perte de M. Broussais est toujours de 52 sur 128, c'est-à-dire d'un peu plus des $2/5^{es}$. Ce calcul, qui nous paraît fort simple et à la portée de toutes les intelligences, nous avait semblé propre à tempérer le retentissement des succès de la médecine physiologique ; et nous ne pensions pas qu'il y eût rien à reprendre. Cependant M. Broussais ne veut pas se rendre à cette évidence mathématique. Voici le commentaire entortillé de réticences, d'échappatoires et de désaveux qu'il y oppose. Citons textuellement :

« Cet état (page 128) justifie UNE PARTIE de ce

» que nous avons avancé. Le *reste* est assez prouvé
» par *les faits observés en ville*. »

— Cet état ne justifie ni en tout, ni en *partie*,
vos assertions précédentes; il ne peut servir que
contre vous. Nous prenons acte cependant de ces
expressions timides qui prouvent votre embarras.

Quant à ces faits *observés en ville* qui doivent
prouver *le reste*, c'est-à-dire vos succès inouïs,
nous vous dirons que nous ne les connaissons pas, et
que nous *n'y croyons pas*. Donnez-nous des preuves;
et si vous n'en avez pas, soyez moins tranchant.

Vous dites dans un autre passage (page 224) :
« Nous avons commencé au Val-de-Grâce, à mon
» estime (et non à la nôtre), par une perte de 1
» malade sur 3, puis de 1 sur 6; la proportion
» des guéris s'est ensuite augmentée jusqu'à ce
» jour; mais *c'était surtout en ville*. »

Et ailleurs (page 126) : «Cette proportion de
» 1 sur 40 n'a rien de surprenant; (et il s'agit du
» choléra-morbus asiatique!!!) Plusieurs méde-
» cins, qui ne stimulent point les malades, ont
» obtenu *en ville* de pareils résultats, ou même de
» plus avantageux. »

Et ailleurs encore : « Quant aux autres propor-
» tions énoncées dans notre leçon (les 39 sur 40

» apparemment), elles sont tirées des cholé-
» riques que nous avons traités et vu trai-
» ter *en ville* par des médecins physiologistes.
» C'est là que les décès ne se sont pas élevés à 1
» sur 40,... malgré les crampes, selles choléri-
» ques, vomissemens, langue froide, pouls fai-
» blissant. »

Et puis encore dans un autre passage : « Plu-
» sieurs de nos confrères nous ont dit avoir guéri
» par notre méthode plus de soixante malades...
» sans en avoir perdu un seul. » Ces derniers médecins sont plus physiologistes que M. Broussais
lui-même.

Voilà donc ce que vous alléguez pour justifier
le reste de vos assertions ! votre pratique *en ville!*
Il est malheureux pour vous que vos succès aient
lieu *secrètement,* et vos revers *publiquement;* il est
fâcheux que vous n'ayez pour certifier les uns
que votre parole, tandis que nous avons, nous,
pour prouver les autres, les tables authentiques
de l'hôpital. Et nous aussi nous pourrions vous
dire et nous vous disons qu'en suivant notre méthode, c'est-à-dire en nous conformant aux indications les plus pressantes, et en stimulant souvent, nous avons eu de grands succès, quoique pas

aussi grands que les vôtres, et que la plupart des médecins de Paris ont eu des succès analogues, en administrant des vomitifs et des purgatifs; mais vous ne nous croiriez pas; vous n'avez jamais cru au témoignage, ni à l'expérience de qui que ce soit en thérapeutique; vous avez baffoué les vivans et les morts, Hippocrate, Galien, Stoll, Sydenham et Baglivi, comme Rasori et Pinel, Hildebrand, Tommasini et Laënnec : vous nous avez enseignés à être incrédules. Ainsi nous ne vous croyons pas. Cependant nous consentirons à admettre que dans votre pratique privée, *qui ne se voit pas,* vous ne perdez pas 1 cholérique sur 40, sur 100, sur 1,000, si cela vous plaît, pourvu que vous conveniez que dans votre pratique publique, *qui se voit,* vous en perdez plus de 2 sur 5.

Nous vous demanderons aussi qui sont ces médecins physiologistes, ces praticiens qui vous honorent de leur confiance, ces hommes si profonds dans la médecine physiologique, qu'ils guérissent plus de malades encore que leur maître? D'où vient que parmi ces *physiologistes,* il n'y a pas un médecin d'hôpital dont nous puissions aussi compulser le nécrologe? Ils pratiquent et guérissent comme vous... *en ville;* et nous ne savons même pas leur nom! Voilà de belles autorités! D'où vient que malgré les progrès de votre doctrine, dont vous vous applaudissez chaque jour, il ne s'est pas trouvé, hormis vos *collaborateurs* au Val-de-Grâce, un seul médecin connu qui l'ait ostensiblement appliquée au choléra-morbus; un seul écrit, excepté les vôtres, où elle ait été proposée et défendue ; d'où vient qu'il ne s'est pas élevé, soit dans les hôpitaux, soit dans l'académie de médecine, enfin dans un corps médical quelconque, une voix pour soutenir le système de l'irritation? C'est certainement jouer de malheur.

Quand nous viendrons à discuter par les résultats la valeur thérapeutique de votre méthode, avec celle de ceux que vous appelez des browniens et des éclectiques, nous vous citerons, nous, des faits tirés de la pratique de tous les médecins d'hôpitaux de Paris, et non des assertions de médecins introuvables, pratiquant *en ville,* et qui ne font confidence de leurs succès qu'à vous seul.

Nous devons avouer cependant que malgré votre mépris pour les autorités, vous avez bien voulu en produire quelques-unes, qui certes sont bien faites pour imposer et nous donner une haute idée de celles que vous tenez en réserve. Vous nous citez d'abord M. Gravier. Savez-vous qui est M. Gravier? M. Gravier est un médecin *physiologiste,* qui pratique à Pondichéry, sur la côte de Coromandel, et qui a guéri bravement à peu près tous les cholériques qui lui sont tombés sous la main. Courage donc , M: Broussais, détrônez Hippocrate , et couronnez M. Gravier. C'est un bien grand génie, dont vous auriez eu besoin au Val-de-Grâce pour vous aider à guérir.

Après M. Gravier de Pondichéry vient une autre autorité; c'est l'ouvrage de M. Sophianopoulo. Je ne connais ni l'ouvrage ni l'auteur; mais l'un et l'autre doivent être très-physiologiques.

Il y a ensuite une lettre d'un médecin *physiologiste* (M. Broussais n'en connaît pas d'autres) qui écrit de Nantes à son *très-cher et honoré* maître, qu'il vient de sauver par l'eau de gomme et la diète un cholérique moribond ; et il ajoute que c'est le premier qu'on a guéri dans la ville de Nantes depuis le commencement de l'épidémie ; les autres médecins du pays , qui sont tous des incendiaires Browniens (malgré la grande propagation de la médecine physiologique), en avaient déja tué cent de suite. Heureusement M. . . . . . . de Nantes s'est trouvé là pour sauver le cent et unième et arrêter cette boucherie.

Voilà donc, M. le professeur Broussais, toutes vos autorités : M. Gravier de Pondichéry qui guérit tous ses malades, M. Sophianopoulo, auteur d'un livre connu dans les bureaux des *annales*, et le *physiologiste* Nantais ***.... L'opinion de ces messieurs est respectable sans doute, mais vous allez chercher des appuis bien loin. C'est là au reste votre habitude; nous ne vous avons jamais vu, dans le cours de votre orageuse carrière polémique, appuyer votre dire sur des noms connus et de poids en médecine, soit parmi les anciens, soit parmi les contemporains; et il ne faut pas s'en étonner, car ayant déclaré la guerre à la science antique et moderne, ayant rejeté comme entachée d'ontologisme et de préjugés toute opinion qui n'est pas un commentaire de *l'examen*, et décliné la compétence de tout écrivain non-physiologiste, il ne vous reste plus d'autre autorité à invoquer que celle de vos disciples, c'est-à-dire la vôtre.

Nous sommes cependant surpris, comme vous, que parmi les innombrables médecins dont la confiance vous honore, et qui, grâce à vos deux leçons, ont sauvé des milliers d'hommes (pages 13o et 131 de la brochure), il y en ait si peu qui aient pris la parole pour vous rendre hommage. « Plu- » sieurs nous ont déclaré avoir obtenu par notre » méthode des résultats qui les ont surpris. » Nous voulons le croire. « Beaucoup d'autres ne nous ont » encore rien dit, ajoutez-vous (nous le croyons » encore mieux), mais il s'en trouvera peut-être » qui oseront écrire (nous en doutons fort). *Les* » *browniens et les éclectiques n'imposeront pas la* » *terreur à tous les hommes de bien.* » Oh ! excel- lente bouffonnerie ! et bon Dieu ! ces browniens et ces éclectiques sont donc des hommes bien ter- ribles. Nous ne croyions pas certes être si puissans, ni si redoutables. Voilà un nouveau parti qui me- nace de troubler l'état! il s'agit peut-être ici de quelqu'une des sinistres sociétés secrètes de l'Alle- magne, d'une réunion de carbonari, d'un club de chevaliers du poignard, ou de la compagnie des in- cendiaires de Normandie? Non, il s'agit des brow- niens, c'est-à-dire des partisans de Brown, médecin mort avec ses doctrines depuis près de cent ans ; il s'agit des éclectiques, gens inoffensifs, qui, comme leur nom l'indique, donnent raison à tout le monde, excepté à M. Broussais. Eh bien ! ce sont là les auteurs de toutes les conspirations ourdies contre la médecine physiologique et contre son chef, qui n'a d'autre tort aux yeux de ces ennemis du bien public (page 131) que d'avoir une méthode qui est un bienfait pour l'humanité dont ils sont les fléaux. Savez-vous pourquoi, par exemple, ils ont fabriqué, ces scélérats d'éclectiques, le nécrologe du Val-de-Grâce? c'est uniquement pour accréditer la méthode meurtrière qui « a fait monter si haut » le chiffre des mortalités en Allemagne, en Au- » triche, en Pologne et dans les provinces du Le- » vant (1) ». Il est clair que de tels hommes sont capables de tout. Nous le prouvons bien aujourd'hui.

Non, M. Broussais, nous n'imposons la terreur a personne. Votre mauvaise humeur vous inspirait autrefois des saillies plus spirituelles et plus originales; nous sommes sincèrement fâchés qu'une accusation aussi niaise vous soit échappée. Si tous ces médecins qui devraient parler et écrire pour vous, se taisent et vous abandonnent au moment

______

(1) Il paraît que c'est M. Sophianopoulo qui a découvert que l'intensité du choléra-morbus dans tous ces pays était due à la pratique brownienne. Décidément l'Europe entière est brownienne. Il n'y a de *physiologistes* qu'au Val-de-Grâce à Paris, et à Pondichéry.

du danger , que voulez-vous que nous y fassions?
Il nous semble que vous n'êtes pas dans une position si désespérée, soit dans la hiérarchie médicale, soit dans le monde, pour que vos amis et
vos disciples aient quelque intérêt à vous trahir en
ce moment. Vous êtes tout-puissant , et nous
sommes très-faibles ; et c'est pourtant vous qui
criez à la persécution. Voudra-t-on croire que dans
quelque circonstance que ce soit, vous puissiez
être l'opprimé et nous les oppresseurs?

Quoi qu'en dise M. Broussais, nous n'avons
nullement la prétention de nous faire craindre ;
c'est un rôle qui réussit mal, même à ceux qui
s'en croient les plus capables. Nous ne voulons ni
imposer la terreur, ni la subir de qui que ce soit ;
et il est en vérité plaisant que ceux-là nous accusent de violence , qui viennent nous proposer
de nous couper la gorge pour nous empêcher de
parler (1)! Mais poursuivons l'examen du tableau.

M. Broussais avoue, dans les trois premières
lignes de son commentaire, que l'état nécrologique
ne justifie qu'une PARTIE de ce qu'il a avancé dans

______

(1) C'était là l'objet d'une visite dont M. Casimir Broussais nous a hono-
rés il y a quelques jours. (Voyez ci-après, page   .)

ses leçons ; et pour la justification du *reste,* il s'en rapporte aux faits observés en ville.

Les faits de la *ville* étant problématiques et allégués sans preuve, nous les nions. Retournons aux faits de l'hôpital, qui sont patens, et suivons M. Broussais dans ses explications.

« On y remarque, dit-il (dans le tableau),
» qu'aucun cholérique sur six n'est mort les
» deux premiers jours, époque où ils étaient tous
» asphyxiques et cyaniques, chose jusque là inob-
» servée ; car ceux de plusieurs autres hôpitaux,
» que l'on stimulait encore, vidaient alors leur
» lit en quelques heures. »

Il est vrai que les 6 cholériques entrés les 3o et 3i ne sont pas morts le jour de leur arrivée ; mais cela ne prouve pas qu'il y en ait eu 5 de guéris sur les 6. Au reste, M. Broussais ne paraît vouloir conclure de ce fait qu'une chose, c'est que sa méthode a retardé de deux ou trois jours la mort de ces cholériques, asphyxiques et cyaniques ; il se glorifie de ce résultat comme d'un succès inouï. Il faudrait savoir d'abord, si ces six malades étaient véritablement algides et bleus, ce qui est contestable ; et nous avons d'autant plus de raison d'en douter, qu'un peu plus loin M. Brous-

sais justifie la grande mortalité du 4 au 8 en disant que les cholériques admis dans ces quatre
derniers jours étaient dans un état désespéré, et
mouraient en entrant. Il est étonnant qu'il n'ait
pas pu retarder la mort de ceux-ci comme celle
des six premiers entrés, quoiqu'il fût arrivé alors
à l'époque où sa méthode était *perfectionnée* et *ar-*
rêtée. D'ailleurs les tableaux de comparaison ci-
après montrent que des succès pareils, si on peut
appeler cela un succès, ont été remarqués accidentellement dans beaucoup d'hôpitaux. Nous né-
gligeons de relever l'insinuation du médecin du
Val-de-Grâce contre ses confrères des hôpitaux
qui vident leurs lits en quelques heures.

» On remarque, continue M. Broussais, que
» jusques au 3 avril il n'y avait encore que
» 6 morts sur 21 traités, ce qui fait moins
» de 1 mort sur 3, encore dans le début de l'épi-
» démie. »

— Ceci est une explication analogue à la précédente; mais elle ne prouve pas plus en faveur de
la méthode Broussaisienne. M. Broussais joue ici
évidemment avec les chiffres, et embrouille les
calculs. Il est vrai que 6 morts sur 21 traités
ne donnent pas 1 mort sur 3; mais les 15 res-

tant que sont-ils devenus? Ils sont morts en partie les jours suivans; et si on poursuit l'histoire
de ces 21 traités jusqu'au bout, il se trouvera
qu'au lieu de 6 morts on doit en compter 8, 10,
12, etc., peut-être les 2/5, peut-être la moitié.

Sur l'état de situation du 4 au 8 avril, M. Broussais fait encore le même raisonnement, il dit: « Au
» 8 avril, 81 traités, 25 morts; proportion : 1 dé-
» cès sur 3 malades et 1/16ᵉ. » Ainsi, à ce compte,
il a encore guéri dans cette période les deux tiers
des malades, *au plus fort de la mortalité!* Mais
ceux des 81 qui sont morts le lendemain ou le sur-
lendemain au plus tard, ne diminueront-ils pas
cette proportion heureuse? Il faut bien qu'il en
soit ainsi, puisque dans le réglement de compte
définitif, comprenant toutes les époques de la maladie, les asphyxiques et les non-asphyxiques,
les cholérines et les choléras, la proportion donne
toujours, au 30 avril, plus de 2 morts sur 5 malades. En calculant comme il fait, M. Broussais
présente toujours pour guéris ceux qui ne sont
pas encore morts. Si nous disions à M. Broussais
que, d'après son tableau, il n'a pas sauvé un seul
cholérique dans les huit premiers jours, il jeterait
les hauts cris, il répondrait qu'il n'en a perdu que

1 sur 3 ; et nous aurions tort les uns et les autres , car nous partirions également d'une base d'évaluation qui ne peut mener qu'à l'erreur.

« A partir du 8 avril, époque où le traitement de M. Broussais *a été fixé* (p. 123), jusqu'à la fin du mois , la mortalité est devenue plus faible. »

Le même phénomène est arrivé dans tous les hôpitaux de Paris , sans exception , et aussi en ville. La raison en est que l'intensité de l'épidémie diminua à partir du 8 au 10 avril, et qu'il y eut dès ce moment et moins de maladies graves et moins de malades. M. Broussais, au lieu de cette explication si simple, attribue la diminution de la mortalité au perfectionnement de son traitement. Je ne sais jusqu'à quel point M. Broussais est susceptible de modifier ses idées, ni si sa doctrine peut être améliorée ; mais il est malheureux que sa méthode curative n'ait atteint son plus haut degré de perfectionnement qu'au moment où elle devint inutile , et lorsque la nature se mit, toute seule, à opérer dans tous les hôpitaux de Paris le même miracle que la thérapeutique physiologique perfectionnée accomplissait au Val-de-Grâce.

Dès cette époque, en effet, au milieu des traitemens les plus opposés, malgré les prescriptions incendiaires des browniens généralement adoptées, la maladie a ralenti son mouvement destructeur, de même qu'avant cette époque elle avait à peu près uniformément sévi partout. L'eau de gomme, la saignée et la glace n'ont pas mieux réussi que le punch et les potions antispasmodiques. Tout ce que M. Broussais peut dire en sa faveur, c'est que les browniens ont tué positivement les malades, tandis que les physiologistes n'ont fait que les laisser mourir. Le résultat pour la mortalité est le même.

En quoi consiste donc la supériorité de cette méthode physiologique qui, avant le 10 avril, laisse mourir autant et plus de malades que la méthode stimulante n'en a pu tuer, malgré toute son énergie de destruction? Et qu'a donc de si condamnable ce traitement prétendu brownien qui, après le 10 avril, compte autant et plus de succès que la thérapeutique broussaisienne, revue, corrigée et perfectionnée? Les médecins vraiment philosophes et de bonne foi savent combien sont incertains les résultats des méthodes curatives dans toutes les maladies en général, et surtout dans les grandes épidémies, et ils conviennent, sans rougir, de cette ignorance et de cette impuissance, parce que la nature n'a pas voulu nous donner son secret. M. Broussais, nouveau Paracelse, crie sur les toits qu'il a le secret dans sa poche. Il y a vingt ans qu'il le dit et qu'il fait des dupes. Je crois que c'est là son seul secret.

A l'époque du perfectionnement de sa méthode, c'est-à-dire du 8 avril au 30, la mortalité de M. B. a diminué, à l'entendre, au point que sur 91 traités (page 129), il n'a eu que 27 morts, c'est-à-dire 1 mort sur 3 1/2 à peu près, c'est-à-dire encore, comme dans tous ses calculs précédens, une perte seulement d'environ un tiers. Mais son calcul est ici étrangement erroné.

D'abord, du 8 avril au 30, il n'y a eu que 47 entrées, et non pas 91. Pour compléter ce nombre de 91 traités depuis le 8, M. Broussais ajoute aux 47 malades réellement arrivés depuis cette époque, 44 restans des jours précédens, prétendant que ces convalescens doivent compter puisqu'ils peuvent rechuter ; de manière que les 44 guéris qui lui ont servi déjà pour établir son chiffre de la première période, viennent encore figurer dans le chiffre de la seconde. Après les avoir guéris une fois comme cholériques, M. Broussais les guérit une seconde fois comme convalescens. Ces 44 hommes font ainsi l'office de 88 sur sa table des guérisons. A le bien prendre, cependant, nous devrions admirer la modération de M. Broussais, qui borne si généreusement sa mortalité à 1 sur 3, et 1 sur 6, car avec son système d'évaluation (1), il pourrait certes élever des prétentions bien plus hautes. Peut-être n'en a-t-il pas compris toutes les ressources, puisqu'il n'en a pas tiré meilleur parti. Ainsi, par exemple, au lieu de grouper les décès en périodes arbitraires, que ne les a-t-il considérés jour par jour, en comparant chaque fois le nombre des morts au nombre des malades en traitement? Il n'eût fait qu'appliquer le même principe, la même méthode; mais à quels résultats ne serait-il pas arrivé! Par ce moyen il eut pu nous dire : — Au 1er avril, 2 morts sur 11 malades; proportion, 1 sur 5 et demi.

Le 2, 1 décès sur 11 malades, ...

Le 6, 4 morts sur 51 ; proportion, 1 sur 12 3[4.

Le 13, 2 sur 66 — le 14, 1 sur 67, ...

A l'aide de ce calcul prodigieux il eût trouvé, sans se gêner, la preuve de ces étonnantes proportions des 29/30es, des 39/40es, reléguées jsqu'ici dans le mystère de la *pratique en ville*.

____

(1) On arriverait par-là aux résultats les plus fous, les plus absur-

Il est vrai qu'en donnant ainsi une évaluation trop disproportionnée au fatal résultat, bien réel et définitif, de 52 morts sur 128 traités au 30 avril, il aurait pu faire naître quelques scrupules dans les esprits les mieux disposés, et c'est ce qui explique sans doute pourquoi il n'a pas voulu user ici de tous ses avantages. Il a pensé en homme habile et connaissant son monde, qu'un emploi discret de son calcul physiologique glisserait inaperçu dans cette mer ténébreuse de chiffres, et que personne ne s'aviserait d'y chercher de difficultés sérieuses. Ce n'est donc que dans les faits

des. Supposons que dans un hôpital il existe............. 100 malades.
Que pendant dix semaines on en reçoive 20 par semaine, ou 200
____
On aura donc eu à traiter........................... 300 malades.
  Admettons en outre que dans le même espace de temps il en soit mort également 20 par semaine, en tout 200
____
Reste 100

Sur 300 malades on en aura évidemment perdu 200, ou 2 sur 3.

M. Broussais dirait : La première semaine j'ai eu 100, plus 20, ou 120 malades à soigner. J'en ai perdu 20 ; c'est 1 sur 6.

La seconde semaine, 100 qni restaient, plus 20 entrés, font encore 120. J'en ai perdu 20 ; c'est toujours 1 sur 6. Et ainsi de suite.

Sa mortalité, à chaque période, n'étant que de 1|6ᵉ ; il prouverait à sa manière que 200 malades morts sur 300 ne sont encore que 1 sur 6.

4

de la pratique *en ville* où le génie n'est pas en-travé par de misérables considérations arithmé-tiques, qu'il a poussé son art de grouper les chiffres jusqu'à ses dernières conséquences.

D'après ce qui précède, il est facile de voir à quelles contradictions absurdes M. Broussais se trouve conduit par ce genre de commentaire. Jusqu'au 3 avril, dit-il, j'ai perdu moins d'un tiers des malades; du 4 au 8, je n'ai eu que 1 décès sur 3 guéris; du 8 avril au 30, 1 mort sur 3 1|2; et par ce beau compte, il s'arrange une perte d'un peu moins de 1|3; tandis que le chiffre total de son tableau, le chiffre avoué, copié par lui-même, certifié par son agent comptable, ce chiffre si aisé à vérifier et à comprendre, dément en même temps ce calcul, et prouve au contraire une perte incontestable des 2/5 au plus bas. Nous ne con-cevons rien à cette hardiesse physiologique qui veut que 52 soit le tiers de 128.

Nous ne comprendrons jamais comment il se fait que ce même chiffre qui, chimiquement décomposé par M. Broussais, lui donne cons-tamment moins de 1|3 de perte dans les pé-riodes du 30 mars au 3 avril, du 3 au 8 et du 8

au 3o, finisse par lui donner une perte des 2/5,
dans la période complète du mois d'avril, qui n'est
que le total des trois autres. M. Broussais n'a pas
jugé à propos de nous expliquer cette énigme.
Nous croyons au reste qu'il a vu la difficulté,
mais qu'il a pris son parti, et s'est décidé à
courir la chance d'être convaincu d'absurdité,
plutôt que de reculer. Il a espéré étourdir les
esprits inattentifs par la complication de ses calculs, et faire adopter ses conclusions au plus grand
nombre des lecteurs confians, qui ne s'imaginent
pas qu'on puisse vouloir mentir sur des chiffres,
et qui vont de suite au résultat sans en vérifier la
légitimité. Nous pensons fermement qu'il réussira
auprès de beaucoup de gens; car nous-mêmes,
qu'on ne pourrait sans injustice accuser d'une
confiance aveugle à l'égard du professeur du Val-
de-Grâce, avons été souvent ébranlés par l'assurance de ses assertions et l'air dégagé de son arithmétique. Nous ne pouvions pas croire qu'il pût
se jeter aussi courageusement dans l'absurde; mais
à force d'examiner, nous nous sommes convaincus que cette absurdité n'était pas seulement apparente, mais réelle et positive. En conséquence,

nous tâcherons autant qu'il est en nous de la faire toucher au doigt , et nous nous flattons d'y parvenir.

Le commentaire de M. Broussais, quoique fort partial, est loin cependant de justifier toutes les assertions outrecuidantes de l'auteur. Il n'essaye pas même cette preuve qu'on attendait de lui, qu'on l'avait sommé et défié de produire. Il ne s'agit plus ici de ces guérisons merveilleuses de 5 sur 6, de 29 sur 30 , de 39 sur 40 , si bruyamment et si imprudemment annoncées. M. Broussais borne ses prétentions pour la première comme pour la seconde période, à une perte d'environ 1 sur 3, qui serait certainement fort honnête , mais que nous ne pouvons pourtant pas lui accorder, puisque les chiffres la portent *au moins* à 2 sur 5 pour le tout. Nous ne pensons pas qu'il puisse se plaindre de la manière dont nous établissons notre calcul qui, comprenant toute la durée de l'épidémie et le mouvement général du service, embrasse indistinctement tous les malades gros et petits , et contient par conséquent cette fameuse seconde période pendant laquelle M. Broussais, ayant perfectionné son traitement, ne perdait plus que

1 malade sur 4o. Cette base est donc tout à son avantage. Elle a d'ailleurs le mérite d'être claire comme le jour et de ne donner prise à aucune espèce d'objection, une fois les chiffres du total admis. Disons même que c'est pousser loin la générosité que de nous contenter de ces 52 morts que M. Broussais veut bien nous livrer, et d'accepter pour guéris les 51 malades qui, au 2 mai, étaient encore dans leur lit. Plusieurs de ces malades ont pu et ont dû mourir. L'état nécrologique du mois de mai ajoutera quelque chose à celui du mois d'avril, et augmentera d'autant le chiffre proportionnel de la mortalité. M. Broussais ne publie pas de tableau sur le mois de mai, mais il nous assure que les 52 malades sont sortis parfaitement guéris. Que faut-il croire?.... Les chiffres, les tableaux authentiques, signés et paraphés. Tant que nous ne verrons pas dans les registres de M. Bourdin l'histoire de ces 52 hommes, nous ne les regarderons ni comme morts, ni comme malades, ni comme guéris. Nous ne savons rien d'eux sinon que le 2 mai ils étaient couchés dans la salle du Val-de-Grâce.

Au sujet de ces malades, M. Broussais fait la

réflexion suivante , qui est sans doute un reproche pour quelqu'un : « Nous ne les avons point
» envoyés mourir dans une autre salle sous le
» nom de typhus ou fièvre typhoïde. » Il ajoute
à cette allusion , qui arrivera probablement à son
adresse, une sentence magistrale qui a produit
sur nous un grand effet. « Aucun d'eux n'a con-
servé de maladie chronique, c'est ce qui a été remarqué par tous les assistans. » (1) Voilà où est arrivée, mes chers confrères, la perfection du diagnostic
et du pronostic dans les salles du Val-de-Grâce!
Tous les assistans aux visites de M. Broussais, les
élèves, les infirmiers, les officiers de santé , les
internes, ont remarqué que ces 51 malades convalescens n'avaient point de maladie chronique.
J'en suis très-charmé en vérité pour ces pauvres
diables. Mais comment les médecins physiologistes
peuvent-ils donc savoir cela?.... Silence, imbé-
ciles ! ne voyez-vous pas qu'on se moque de vous?

C'est là une des plus terribles choses que nous
ayons jamais lues ou entendues ; ici le ridicule
touche au sublime, notre imagination confondue

____

(1) Page 129.

s'y perd, et dans l'impuissance d'exprimer nos sen-
sations, nous nous taisons.

Dans l'explication de son propre tableau,
M. Broussais, renonçant pour un instant à ses
prétentions exagérées, réduit le total de ses
pertes à 1 sur 3; et malgré qu'il se trompe encore, puisqu'en réalité sa mortalité est des 2[5,
nous nous félicitions de lui avoir arraché par la
force de la vérité cet aveu incomplet. Mais nous
nous trompions ; M. Broussais ne désavoue
rien, et loin de retourner en arrière, il marche
encore en avant. Par un dernier calcul auquel
nous ne nous attendions pas, il déclare (pag. 129,
130), que, quoiqu'il ait perdu 52 malades sur
128 jusqu'au 30 avril, il n'est pas moins avéré
qu'il n'a perdu que 1 cholérique sur 10 au Val-
de-Grâce ! ! ! Ceci est encore plus fort, comme on
voit, que le chiffre de la leçon du 18 avril;
M. Broussais ne guérissait alors que les 5[6 des malades asphyxiques, maintenant il se prononce pour
les 9[10, et encore, dit-il, il compte largement.

Ceci nous rappelle qu'en une circonstance à peu
près semblable, en 1824, M. Broussais suivit absolument la même marche. Il devint d'autant plus

exigeant qu'il avait moins le droit de l'être ; et
quand on lui eut prouvé par un tableau avoué par
lui, qu'il perdait, année commune, 1 malade sur 13
ou 14, et non 1 sur 30 comme il l'avait prétendu,
il ne répondit qu'en soutenant imperturbablement
qu'il guérissait *vingt fois* plus de malades que les
autres médecins, et qu'il y avait même des *physiologistes* capables d'en guérir *cent fois* plus.
Aujourd'hui même système. Il proportionne la
hardiesse de ses exagérations à la faiblesse de ses
preuves, et il se vante de guérir 9 cholériques sur
10, précisément parce qu'on lui prouve qu'il n'en
guérit pas 3 sur 5 ; s'il avait eu le malheur de les per-
dre tous, comme cela est arrivé aux Enfans-Trouvés
il assurerait qu'il ne lui en est pas mort et un seul
qu'on n'a pas pu faire d'autopsies dans son hôpital.

Cependant M. Broussais fait une espèce de raisonnement à l'appui de son affirmation. « Si on re-
» tranche de nos morts, dit-il avec naïveté, ceux
» qui ont succombé sans avoir pu être traités et
» qui s'élèvent assurément à plus de 20, il nous
» reste 30 morts sur 128 traités ; ce qui donne 1
» décès sur à peu près 6 traitemens. » Si on retranche ! mais on ne retranche pas, on ne doit

pas retrancher ces prétendus malades qui n'ont pu être traités. Que signifient ces mots qui *n'ont pu être traités ?* Cela ne veut-il pas dire qu'il est arrivé à M. Broussais, comme à tous les praticiens d'hôpitaux, des moribonds qui ont succombé en quelques heures et auxquels on n'a pu donner que des secours insignifians et inutiles ; que sur plusieurs de ces malades les saignées locales et générales n'ont pu être faites parce que le sang ne coulait pas et qu'ils sont morts en chemin ? Tout cela est fort possible, mais cela s'est vu dans tous les hôpitaux de Paris, et voilà pourquoi la mortalité générale a été si forte, voilà pourquoi le choléra est une maladie si redoutable. Ainsi M. Broussais ne veut pas se charger de ces 20 morts parce qu'ils n'ont pas eu la patience d'attendre que la médecine physiologique pût opérer ! Mais que dirait-il si nous faisions contre lui le raisonnement suivant :

» Si on retranche de vos guéris ceux qui n'avaient
» que des symptômes trop légers pour être regar-
» dés comme de vrais cholériques et qui s'élèvent
» assurément à plus de 20, il ne vous reste que
» 5 guéris sur 128 admis, ce qui ne donne que 1
» guérison sur 25 traitemens. » L'objection est

» absolument la même et n'a pas pour cela plus de valeur. M. Broussais ne doit pas plus se prévaloir des cas désespérés qui lui sont tombés entre les mains que nous des simples indispositions qu'il a eu à traiter. Son raisonnement n'est donc encore qu'une assez mauvaise plaisanterie dont un homme de sens et de bonne foi ne peut être la dupe. Il a eu positivement au 30 avril 52 morts sur 128 admis. Qu'il les garde.

Il y a en outre dans ce calcul une bévue plus récréative encore et qui dépasse tout ce que nous avons vu jusqu'ici.

« Si sur nos 51 morts nous en ôtons 20 qui n'ont » *pu être traités*, il ne reste plus que 30 morts sur » *cent vingt-huit traités*. » La soustraction est régulière ; mais si ces 20 hommes n'ont pu être traités, pourquoi les comptez-vous au nombre des 128 traités ? Non-seulement vous ne voulez pas les compter comme *morts*, mais vous voulez encore qu'ils figurent comme *guéris !!!* Car, s'ils ne sont pas morts, ils ne peuvent être inscrits parmi les 128 que comme sortis ou restans (1). Ces 20

____

(1) Il ne faut pas oublier que les restans toujours sont censés guéris dans l'hypothèse de M. Broussais.

hommes vous sont, il faut en convenir, d'un usage admirable ; en tant que morts ils ne grossissent pas votre nécrologe, et en tant que traités ou vivans ils grossissent énormément votre chiffre de guérisons. Nous ne pouvons pas cependant les laisser ainsi flotter entre la mort et la vie, suivant votre convenance. Dites-nous une fois pour toutes sur quelle colonne il faut les placer et ne nous faites pas subir l'humiliation de relever de semblables espiègleries.

C'est en rayant ces 20 morts d'un trait de plume que M. Broussais établit ce bénéfice de 5 sur 6 (1) dont il se contentait dans ses leçons publiques, mais qui à présent ne le satisfait plus ; pour arriver au chiffre plus ronflant de 9 guéris sur 10 (tandis qu'il n'est pas de 3 sur 5), il prétend que tous les cholériques admis n'ont pas été inscrits dans les cahiers de visites à cause de la confusion qui régnait dans le début de l'épidémie ; ce qui peut être vrai, ce qui peut ne l'être pas, mais qui dans tous les cas ne prouverait rien ; car s'il y a eu plus de malades, il doit

___

(1) Notez encore que les données de M. Broussais, 50 morts sur 128, ne font guère que 1 sur 4 et non pas 1 sur 6. C'est une chose inconcevable comme le professeur du Val-de-Grâce se met à son aise avec les chiffres.

y avoir eu aussi plus de morts et plus de guéris. Pourquoi aurait-on mis plus d'exactitude dans la liste des morts et des sortis que dans la liste des admis? Il y a de la niaiserie d'ailleurs à prétendre laisser ainsi dans le vague le nombre des admis , quand on compte les morts et les sortis ; car ces admis, si difficiles à nombrer dans cette *grande confusion*, doivent se retrouver en définitive quelque part. Ils sont ou sortis, ou morts, ou restans , à moins qu'ils ne se soient envolés. Vous aviez, dites-vous, au 3o avril, époque du plus grand ordre , 25 guéris, 52 morts et 51 restans, ne formant en tout que 128 hommes. S'il en a été admis davantage et qu'il n'y ait que 76 morts ou sortis, il doit vous en être resté plus de 51. Vous auriez certainement trouvé ce surplus à la fin, car, encore une fois, comment ces hommes auraient-ils pu disparaître sans guérir ou mourir? et puisque vous l'avez trouvé, cet excédant, pourquoi n'en donnez-vous pas le chiffre? et puisque vous connaissez ce chiffre véritable des admis , pourquoi nous donnez-vous celui de 128 que vous savez être faux ? Il est évident que vous vous trompez, ou sur le nombre des sortis, ou sur celui des morts , ou sur celui des restans, et probablement c'est à votre avantage. .

Cette discussion nous fatigue et doit fatiguer le lecteur. Résumons-en les conséquences en quelques mots.

Nous croyons avoir prouvé avec le plus haut degré d'évidence les deux propositions suivantes :

1° Le tableau nécrologique du service de M. Broussais au Val-de-Grâce, à partir du 3o mars jusqu'au 26 avril inclusivement, publié dans la *Gazette médicale* du 1ᵉʳ mai, est authentique et parfaitement conforme au tableau du même service fourni par l'administrateur de l'hôpital (1).

D'où il résulte que M. Broussais a gratuitement outragé le rédacteur de la *Gazette médicale*, en disant que le document était *faux*, *apocryphe* et *fabriqué* pour lui nuire.

2° Il résulte de la comparaison des chiffres dudit tableau que M. Broussais avait, le 26 avril, perdu 51 cholériques sur 128 malades admis, et n'en avait guéri que 24 ; ce qui lui donnait 2 morts

(1) Nous avons mis en regard nos chiffres et ceux de M. Broussais pour en montrer l'identité, ce que M. Broussais s'est abstenu de faire.

sur 5 malades, et 1 guéri sur 5 traités, c'est-à-dire en deux mots qu'il avait perdu plus des 2/5 de ses malades et n'en avait pas guéri 1/5 ; que par conséquent il avait perdu deux fois plus de malades qu'il n'en avait encore réellement guéri.

D'où il suit que M. Broussais s'est trompé et a trompé le public en disant, dans sa leçon du 18 avril, qu'il ne perdait que 1 malade sur 6 ; en disant plus tard qu'il n'en perdait que 1 sur 30 ou 40 ; en disant aujourd'hui dans sa brochure qu'il n'en a perdu que 1 sur 10, ou 1 sur 3 ; que tous ces chiffres qui se contredisent, et qui ne peuvent pas par conséquent être tous vrais, sont tous également faux ; et nous en concluons que la médecine physiologique n'a pas eu les succés que son inventeur lui a faussement attribués.

Voilà le résumé exact de la querelle du tableau en ce qui concerne son *authenticité* et *ses résultats ;* il nous reste à vider maintenant la question de son *origine,* qui importe peu au public, mais que M. Broussais a traitée en termes que l'honneur nous ordonne de relever.

Voici ce que raconte M. Broussais :

« C'est probablement pour soutenir dans des li-

» belles périodiques, vraies machines à *calomnies,*
» les doctrines incohérentes qui donnent de pa-
» reils résultats, qu'un délégué de l'ancienne mé-
» decine s'est présenté au Val-de-Grâce, se *disant*
» porteur d'un ordre du ministre de l'intérieur,
» qu'il n'a pu exhiber, pour vérifier les nécrolo-
» gies des différens médecins de cet hôpital. N'ayant
» pas obtenu ce qu'il n'avait pas le droit d'exiger,
» *il* a sans doute pris *le parti d'inventer ces nécro-*
» *logies,* car *on* en a publié *d'apocryphes.* Nous
» avons vérifié cette prétendue mission, qui n'au-
» rait pu d'ailleurs être donnée que par le ministre
» de la guerre (1). »

M. Broussais joint à cette histoire une pièce dite justificative (2) rédigée par lui, mais signée par M. Bourdin, administrateur de l'hôpital, où sont reproduites, avec les embellissemens convenables, les principales circonstances de ce récit. Ce récit fourmille d'insinuations de mauvais goût que nous abandonnons à leur sort, parce qu'il faudrait à chaque ligne dix pages de réfutation, et nous

(1) Brochure de M. B., page 133.
(2) Cette pièce se trouve à la fin de l'ouvrage.

n'en finirions pas. Nous ne relèverons que ce qui touche à la probité et à l'honneur.

Dans cette pièce M. Bourdin nous accuse en style de réquisitoire,

1° De nous être présenté dans son bureau comme *attaché* au secrétariat-général du commerce et des travaux publics , comme *commis* dudit ministère.

Réponse. — Nous nous sommes présenté seulement comme *ayant reçu communication* de M. le sécrétaire-général du ministère du commerce et des travaux publics des états de service de tous les hôpitaux de Paris, et nous nous sommes autorisé de cette marque de confiance. Ainsi nous n'avons pas pris de fausse qualité.

2° D'avoir commis l'indiscrétion d'examiner furtivement les pièces que nous demandions et qu'on nous refusait, n'ayant pas pu exhiber l'ordre du ministre de la guerre que nous nous étions faussement flatté d'obtenir.

Réponse. — Quand nous adressâmes notre demande à M. Bourdin , il nous répondit qu'il ne pouvait rien livrer sans un ordre du ministre de la guerre. Nous assurâmes à M. Bourdin que cet ordre serait donné le lendemain , et nous priâmes le même jour M. Edmond-Blanc d'obtenir pour nous cet ordre, ce qu'il nous promit de faire. Le lendemain, nouveau voyage au Val-de-Grâce, où l'ordre du ministre de la guerre n'était pas arrivé. Le travail se trouvait prêt. *Les papiers étaient sur la table,* comme dit le réquisitoire. M. Bourdin refusa de nous les communiquer, mais il voulut bien nous permettre de copier le résultat général; c'était tout ce que nous demandions, et nous nous retirâmes très-satisfaits de sa politesse. C'est à tort qu'il prétend aujourd'hui que nous avons pris ces chiffres furtivement et à la volée, et qu'il nous accuse d'indiscrétion ; mais sa position ne nous permet pas de nous étonner de son défaut de mémoire ; ce que nous nions, c'est d'avoir usurpé un faux titre et allégué une mission imaginaire.

Voilà tout ce que nous avons à dire sur la narration de M. Bourdin quant à ces deux questions.

Maintenant nous dirons à M. Broussais : Oui: nous avons commis l'*indiscrétion* de publier votre tableau de mortalité sans votre autorisation; mais pourquoi ne l'avez-vous pas publié vous-même? Pourquoi sommes-nous obligés d'aller faire deux ou trois visites à M. Bourdin et une demi-douzaine à M. Edmond-Blanc pour obtenir l'état de service que vous auriez dû joindre à votre leçon du 18 avril, le jour où vous vous vantiez avec tant d'assurance de vos exorbitans succès? Pourquoi votre nécrologe, que vous devriez toujours avoir à la main, se trouve-t-il toujours enfoui dans les entrailles de la terre? et pourquoi, vous qui êtes assez osé pour annoncer publiquement des guérisons qui *n'existent pas*, vous étonnez-vous qu'il y ait des gens assez indiscrets pour publier votre mortalité *qui existe?* Il faudrait donc toujours vous croire sur parole et nous laisser écraser en silence! Il faudrait vous permettre de dire que vous seuls, et deux ou trois *physiologistes* de Nantes ou de Pondichéri, avez trouvé le secret de guérir le choléra-morbus, et nous entendre tous mettre au pilori comme browniens, comme éclectiques, comme stimulistes, et nous signaler à l'opinion comme des médicastres ou des ennemis du bien public? Qui vous demandait la confidence des succès de votre médecine? Avons-nous vu les autres médecins d'hôpitaux chercher à exploiter en grand, au profit de leur renommée et aux dépens de leurs confrères, cette grande catastrophe? Quel autre

que vous a fait crier ses miracles par les cent trom-
pettes du journalisme? Vos confrères ont étudié et
pratiqué en conscience et selon leurs lumières ; ils
ont essayé de diverses médications , en consultant
leur expérience et celle des pays voisins. Au moment où tous ces hommes probes et instruits , con-
sternés des ravages du fléau qui se jouait de la
science humaine , mais non découragés , restaient
dans leur salle pour soigner leurs malades et
compter tristement leurs morts , vous seul sor-
tiez de la vôtre pour venir annoncer à la capitale
encombrée de cadavres , et aux médecins ébaubis,
que le choléra-morbus n'était qu'un jeu pour vous
et pour les médecins physiologistes; que vous aviez
tout trouvé , tout expliqué quant à sa nature et à
son traitement ! au moment où tous les médecins
de Paris gémissaient en silence sur leurs pertes trop
réelles , vous seul vous glorifiiez bien haut de vos
triomphes imaginaires ! Et vous recommandiez à
l'admiration du monde et à la reconnaissance de
l'humanité cette méthode physiologique qui, réa-
lisant ses anciennes promesses, arrachait à la mort
les cinq sixièmes et les trente-neuf quarantièmes
des malheureux atteints du choléra ! et dans votre
triomphe, vous rapprochiez, d'un air de mépris,

ces guérisons étonnantes obtenues par vous, des pertes énormes éprouvées par tous vos confrères, proscrits sous le nom de browniens!!

Voilà ce qu'il fallait souffrir sans mot dire. Et nous sommes vraiment des hommes abominables d'avoir eu l'indiscrétion de publier et de prouver que les succès de la médecine physiologique étaient *imaginaires*, et les assertions de son chef des *mensonges*.

Oui, monsieur, nous sommes allés chercher au Val-de-Grâce les renseignemens que vous auriez dû donner vous-même. Nous les avons fait connaître tels que nous les avons trouvés; et nous avons mis autant de zèle à les rendre publics, que vous mettiez vous-même de soin à les tenir cachés. Mais nous n'avons rien *inventé*, rien *fabriqué*; mais nous n'avons pas *calomnié*; mais nous ne sommes pas pour cela des *faussaires* et *des ennemis du bien public*. C'est vous qui nous avez calomniés en nous donnant tous ces titres; c'est vous qui *inventiez* et qui *fabriquiez* à votre usage des nécrologies mensongères. « C'est la seconde fois, dites-vous, qu'on a commis la bassesse de publier contre vous de fausses nécrologies. » Ici, votre mémoire vous trompe. Le nécrologe qui vous fut opposé en 1824 était tout aussi authentique que celui qu'on vous oppose en 1832; il fut pris, comme le nôtre, dans les registres du Val-de-Grâce; comme le nôtre, il fut et sera à l'abri de toutes vos dénégations; alors comme aujourd'hui vous n'osâtes pas en contester positivement la légitimité, et vous rendîtes forcément hommage à son exactitude. Ainsi, cessez de déclamer et de vous battre contre une chimère; n'accusez plus ridiculement de faux un tableau fourni par votre administration au ministre de la guerre et honoré de vos propres commentaires. Quant aux reproches de bassesse, comme il ne tombe que sur les hommes qui mentent au public, il ne nous regarde pas, et nous le renverrons à ceux qui le méritent; nous avons le même mépris que M. Broussais pour les homme de cette espèce; et c'est peut-être la seule chose sur laquelle nous soyions d'accord avec lui.

Avant de terminer ce sujet, il nous faut rectifier aussi quelques observations de M. Bourdin, qui nous paraissent bien peu réfléchies. Nous trouvons à la fin de l'acte d'accusation signé Bourdin, ce qui suit:

« S'il a recueilli des chiffres sur la table, cette » indiscrétion *n'a pu* lui donner que *des resultats*

» *très-imparfaits;* car, pour avoir un travail exact
» sur cet objet, il fallait faire des dépouille-
» mens, etc... Toute autre manière *ne pouvait*
» produire que des résultats *incertains* et même
» *fautifs;* et si le particulier en question (plaisan-
» terie de caserne) s'est prévalu des chiffres pris à
» la volée, son indiscrétion *n'a pu* que l'induire en
» erreur. »

Nous déclarons que nous ne comprenons pas
où veulent en venir MM. Broussais et Bourdin dans
ces phrases ambiguës. Ils n'ont certainement pas
comparé les chiffres de la *Gazette médicale* et ceux
de leurs registres!! nous leur assurons qu'ils sont
les mêmes.

Notre prétendue indiscrétion *aurait pu* nous induire en erreur! c'est possible, si nous n'avions
pas eu de bons yeux; mais en fait nous a-t-elle
trompés? Non. Eh bien, alors que voulez-vous?

Nous aurions pu n'avoir que des résultats *incer-*
tains, des renseignemens *fautifs;* nous aurions pu
et nous aurions dû même, pour faire plaisir à
M. Broussais, tomber au milieu de quelque grosse
erreur arithmétique; c'est vrai, nous aurions pu
tout cela, et même bien d'autres choses. Mais
le bonheur a voulu que, parmi tant d'écueils,

nous ayons rencontré précisément la seule chose que nous cherchions, c'est-à-dire le tableau de la mortalité de M. Broussais pendant le mois d'avril, qui porte (il n'y a pas d'inconvénient à le dire encore une fois), 52 morts, contre 25 guéris, sur 128 traités, ce qui donne une mortalité moyenne de plus des deux cinquièmes.

M. Bourdin aurait pu et dû aussi s'épargner tant de raisonnemens sur des possibilités, quand il y avait un fait accompli pour trancher la question.

DEUXIÈME PARTIE.

Comparaison de la mortalité du Val-de-Grâce, avec celle des autres hôpitaux de Paris. — Discussion relative à la maladie de M. Périer. — Conclusion.

Après avoir éclairci, autant qu'il était en nous, la question particulière de la mortalité absolue de M. Broussais, nous allons dire quelques mots de sa mortalité relative, c'est-à-dire comparée : 1° à celle des autres services du Val-de-Grâce ; 2° à celle de tous les autres hôpitaux de Paris.

Nous pourrions certainement nous dispenser de suivre si loin nos avantages, et nous contenter

d'avoir renversé de fond en comble les prétentions
du chef de la médecine physiologique, et justifié,
nous nous en flattons, avec toute la clarté désira-
ble, dans l'intérêt de la vérité et de notre honneur, ce que nous avions avancé dans les articles
de la *Gazette médicale*, incriminés par M. Broussais; mais puisque l'occasion se présente de fournir
de nouvelles preuves à l'appui de notre opinion,
touchant la méthode broussaisienne, nous prendrons la peine de résumer, pour l'édification des
physiologistes purs, et pour l'instruction de nos
confrères de Paris et de la France, les importans
résultats de statistique médicale que nous a fournis le dépouillement et la comparaison du mouvement des cholériques dans tous les hôpitaux de
la capitale. Si ces résultats déplaisent encore à
M. Broussais, nous espérons du moins qu'il ne
dira pas qu'ils sont fabriqués à plaisir. Il les com-
mentera à son tour, s'il en a le temps, et il y trouvera sans doute d'autres conclusions que les nô-
tres. En attendant, nous lui dirons la vérité. Il en
fera après ce qu'il voudra, ou ce qu'il pourra (1).

---

(1) On trouvera à la fin de ce mémoire plusieurs tableaux statistiques sur
lesquels nous avons opéré. Ces tableaux sont authentiques ; ils viennent du

§ 1. *Comparaison de la mortalité du service de M. Broussais à celle de ses confrères au Val-de-Grâce.*

Nous avons dit dans la *Gazette médicale* que M. Broussais avait perdu plus de cholériques que ses confrères dans le même espace de temps; et nous avons fourni en preuve les tableaux et les calculs suivans.

Mouvement général de l'hôpital,	493 malades,	77 guéris,	151 morts,	265 restans.
Service particulier de M. Broussais,	127	24	51	52
Reste pour les autres services de l'hôpital ,	366	53	100	213

Ce chiffre étant exact et non contesté par M. Broussais, il en résulte que la moyenne pro-

ministère du commerce et des travaux publics ; ils donnent le relevé de tous les cholériques admis, morts et guéris dans tous les hôpitaux civils, militaires et temporaires, depuis le commencement de l'épidémie jusqu'au 30 avril. Nous avons joint à ces tableaux quelques explications destinées à faciliter les recherches de ceux qui voudraient s'assurer par eux-mêmes des faits. Elles pourront également servir à M. Broussais. Une discussion complète et détaillée de tous ces élémens statistiques nous entraînerait bien loin et dépasserait notre but. Nous ne pouvons donc ici que donner en peu de mots les résultats généraux de notre examen, et nous renverrons aux tableaux ceux qui désireront s'assurer de leur exactitude.

portionnelle de la mortalité des autres services de l'hôpital est de 10 morts sur 36 malades, tandis que celle de M. Broussais a été de 10 sur 25.

Nous n'avons prétendu faire servir ces faits à autre chose qu'à donner à chacun ce qui lui appartient dans cette étonnante mortalité du Val-de-Grâce; mortalité dont à peine cinq hôpitaux sur vingt-huit ont égalé le chiffre, comme nous le verrons ci-après.

M. Broussais aujourd'hui, comme en 1824, explique pourquoi il perd plus de malades que ses confrères, malgré qu'ils suivent tous sa méthode de traitement. Il dit aujourd'hui comme alors que les chirurgiens de garde avaient reçu l'ordre de diriger dans ses salles les plus *grands* malades (autrefois il disait *gros*). En 1824, un des honorables médecins du Val-de-Grâce, M. Vaidy, réclama contre cette assertion, qui n'a jamais été bien prouvée.

Quant à la deuxième pièce justificative rédigée encore par M. Broussais et signée par lui, ainsi que par MM. Pierre, Gasc et Damiron, ses *collaborateurs*, et tous les trois *professeurs* de médecine au Val-de-Grâce, nous n'avons rien à y ajouter. Ces trois messieurs assurent qu'ils vivent avec M. Broussais dans une parfaite intelligence, et qu'il règne au Val-de-Grâce la plus touchante conformité d'opinions et de doctrines ; ils affirment également que M. Broussais a traité les cholériques les plus graves ; nous n'avons aucune raison de nier tous ces faits. Nous demandons seulement alors comment la mortalité de ces professeurs, tous physiologistes, a pu encore être si forte, puisqu'ils n'avaient à traiter que des maladies légères ? Il manque d'ailleurs à cette pièce justificative les signatures des quatre chirurgiens de l'hôpital du Val-de-Grâce, qui ont eu aussi des cholériques dans leurs salles, et dont l'opinion par conséquent serait de quelque poids dans la question. Il est surprenant que M. Broussais n'ait pas songé à invoquer leur témoignage, ou qu'il ne l'ait pas obtenu, s'il l'a demandé.

Nous n'avons pas cherché à troubler la paix du ménage du Val-de-Grâce, comme M. Broussais nous en accuse, ni à faire briller ses confrères à ses dépens ; ceux-ci sont d'ailleurs trop modestes pour accepter un pareil rôle. Nous avons voulu seulement voir clair dans son état nécrologique, et pour cela, nous avons été obligés de séparer son service de celui de ses collaborateurs, et d'en présenter les chiffres séparés. Nous le remercions au reste des détails, pleins de charme, qu'il veut bien nous donner sur l'harmonie heureuse qui unit dans des sentimens communs tous les professeurs du Val-de-Grâce. Il dit même que le public a dû s'en apercevoir, en voyant que ses collaborateurs n'ont pas cessé de déposer dans les *Annales* les résultats de leurs observations, conformes aux siens de tout point. Nous sommes très-satisfaits d'apprendre ainsi que les *Annales de la médecine physiologique* continuent à paraître. Ce journal *mensuel* n'ayant pas été publié depuis le mois de novembre 1831, nous craignions qu'il ne fût éteint à jamais ; ce qui eût été une grande perte pour la science de la gastro-entérite.

Au reste, nous n'attachons pas grande importance aux différences qui peuvent exister entre les nécrologes des médecins du Val-de-Grâce. Il nous suffit d'avoir constaté celui de M. Broussais et celui de l'hôpital en masse. Ces deux chiffres suffisent pour éclairer l'opinion sur les succès de la médecine physiologique en général et en particulier sur ceux de M. Broussais. Ils vont nous servir encore à ce double usage dans les observations qui suivent.

§ II. *Comparaison de la mortalité du Val-de-Grâce et du service de M. Broussais avec la mortalité de tous les autres hôpitaux de Paris.*

Le nombre des hôpitaux civils ou militaires, hospices et établissemens temporaires qui ont reçu des cholériques, est de vingt-huit. (*Voyez* les tableaux à la fin de l'ouvrage.) Si on classe ces 28 hôpitaux dans l'ordre de la plus forte mortalité relative, on voit que le service de M. Broussais se trouve le 8ᵉ sur la liste.

Si on classe au contraire ces vingt-huit hôpitaux dans l'ordre des plus nombreuses guérisons relatives, on voit que le Val-de-Grâce et M. Broussais ne se trouvent plus qu'au 24ᵉ rang sur le catalogue.

Observations. Voilà les premiers résultats fournis par la comparaison des nécrologes de tous les hôpitaux de Paris.

Ils prouvent, 1° que M. Broussais a eu proportionnellement, plus de morts que 20 autres établissemens ; 2° que 22 établissemens de Paris, sur 28, ont eu proportionnellement plus de guérisons que le Val-de-Grâce.

7 hôpitaux seulement sur 28 ont offert une mortalité plus forte que M. Broussais, et il importe beaucoup à notre instruction de remarquer que parmi ces hôpitaux, on trouve :

L'hospice des Enfans-Trouvés ;

L'hôpital des Invalides ;

L'hospice de la Vieillesse.

Id.   des Incurables.

Et les deux hôpitaux temporaires de Clichy et des Lazaristes, qui n'ont été ouverts que vers le 15 avril.

Voilà donc les établissemens dont le nécrologe est plus chargé que celui de M. Broussais ; les Enfans-Trouvés (où il n'a été reçu au reste que sept malades, tous morts), l'hôpital des INVALIDES, l'hospice de la VIEILLESSE et celui des INCURABLES.

M. Broussais a bien raison de se glorifier des succès de la méthode qui lui procure l'avantage contre de tels concurrens.

Ce résultat prodigieux nous a étonnés nous-mêmes. Nous savions bien que M. Broussais se trompait dans ses calculs et cachait ses pertes, mais nous ne croyions pas qu'il eût été si malheureux. Nous ne concevons pas comment, n'ayant eu à traiter que des hommes jeunes, bien nourris , son chiffre de mortalité ne soit dépassé que par celui des *Invalides,* de la *Vieillesse* et des *Incurables ;* mais ce que nous concevons encore moins, c'est qu'il ait osé parler à l'Europe de ses succès. Nous ne pouvons attribuer cette énorme mortalité et ces vanteries ridicules qu'à l'influence de la médecine physiologique qui trouble l'esprit et tue le corps.

Vingt-deux hôpitaux sur vingt-huit ont eu l'avantage pour le chiffre proportionnel des guérisons sur le Val-de-Grâce et sur M. Broussais , et ceci n'est pas moins extraordinaire que la proportion de la mortalité. (1) La plupart de ces hôpitaux en effet avaient bien moins de chances favorables que M. Broussais , sous tous les rapports. Aucun peut-être de ces établissemens n'offre des conditions hygiéniques meilleures que le Val-de-Grâce, et plusieurs, comme l'Hôtel-Dieu et la Pitié, sont d'une insalubrité reconnue. Mais c'est surtout par la qualité des malades que le Val-de-Grâce jouissait d'une incontestable supériorité. Il ne faut pas oublier que c'est un hôpital militaire , où l'on ne reçoit que des soldats , que ces soldats sont tous

(1) Ici M. Broussais vient immédiatement au-dessous des *Incurables* et de la *Vieillesse*. (Voir au tableau.)

jeunes et forts , car ils ont passé à des conseils de révision ; que tous ces hommes, toujours bien logés, bien nourris, bien vêtus en garnison, étaient depuis les approches du choléra-morbus l'objet d'attentions toutes particulières ; que les liqueurs fortes, les exercices violens leur avaient été interdits, et qu'enfin, d'après des ordres supérieurs, on les envoyait à l'hôpital *dès que le premier symptôme de maladie* se déclarait... Voilà quels étaient les malades de M. Broussais. Combien étaient différens ceux qui affluaient à la porte des grands hôpitaux civils ! Des malheureux en proie à la misère et à la faim, logés dans des tanières obscures, entassés dans des ateliers insalubres, épuisés par le travail et par l'ivrognerie, des vieillards consumés de maladies chroniques, des femmes décrépites ; enfin c'est là que se pressait la portion la plus misérable de la population de la capitale.

Les conditions les plus favorables étaient donc pour le Val-de-Grâce, et les plus mauvaises pour les autres hôpitaux. Eh bien ! malgré cet état de choses, tout en faveur du Val-de-Grâce , 22 établissemens ont guéri proportionnellement jusqu'au 3o avril, plus de cholériques que M. Broussais. Ce résultat est surprenant sans doute et inouï, mais il est bien réellement et authentiquement prouvé par les registres des hôpitaux.

M. Broussais expliquera ces faits comme il pourra, mais il sont bien accablans, et la médecine physiologique ne pouvait recevoir une plus éclatante condamnation.

Et qu'on n'oublie pas non plus que, dans la plupart des hôpitaux, à l'Hôtel-Dieu, à la Charité, à la Pitié, à Saint-Louis, les méthodes de traitement les plus généralement adoptées étaient entièrement opposées à celles du Val-de-Grâce : la thérapeutique broussaisienne n'a été appliquée qu'accidentellement, à quelques cas, et jamais dans sa pureté. Dans tous ces hôpitaux on a prodigué les stimulans diffusibles, l'application de la chaleur et les antispasmodiques les plus énergiques. Nous voyons même qu'à Saint-Louis, où la mortalité a été moins forte qu'à l'Hôtel-Dieu, à la Pitié, à la Charité, le traitement antiphlogistique n'a été adopté dans aucun service; et on a retiré les plus grands avantages de l'emploi des vomitifs et des purgatifs; d'où il résulte que dans les hôpitaux où, suivant l'expression de M. Broussais, les malades vidaient si bien leur lit en quelques heures, la mortalité a été moins forte et les guérisons plus nombreuses qu'au Val-de Grâce, où ils mouraient peut-être moins promptement, mais plus sûrement.

Nous pourrions varier à l'infini toutes les combinaisons des chiffres de mortalité et de guérisons qu'elles se trouveraient toujours contraires à M. Broussais ; mais le temps nous manque , et nous sommes forcés de laisser à la sagacité de nos lecteurs le soin de tirer de la comparaison des tableaux une foule de conclusions de ce genre.

Contentons-nous de placer ici, en finissant, les chiffres proportionnels des mortalités et des guérisons dans les principaux hôpitaux de Paris et dans le service de M. Broussais. Nous les donnons sans commentaire. Les tableaux sont là pour en constater la vérité.

PROPORTION DES DÉCÈS, calculée sur un nombre fixe de 100 cholériques sortis de traitement.		PROPORTION DES GUÉRISONS, calculée sur un nombre fixe de 100 cholériques sortis de traitement.	
NOMS des HÔPITAUX.	MORTS.	NOMS des HÔPITAUX.	GUÉRISONS.
Service de M. *Broussais* (au Val-de-G.	68 sur 100	Beaujon ,	41 sur 100
Hôtel-Dieu ,	65	St.-Antoine ,	39
La Charité ,	65	St.-Louis ,	39
La Pitié ,	62	La Pitié ,	38
St.-Louis ,	61	La Charité ,	35
St.-Antoine ,	61	Hôtel-Dieu ,	35
Beaujon ,	59	M. *Broussais* (au Val-de-Grâce),	32

On voit, par ce tableau, que, quand il s'agit de morts, M. Broussais se trouve en tête de la colonne, et que, quand il s'agit de guérisons, il se trouve en bas. Nous n'avons donné ici que les principaux hôpitaux; mais ce calcul, appliqué à la plupart des autres, conduit aux mêmes conclusions, puisque, nous le répétons, sur 28, 7 seulement ont été plus malheureux que M. Broussais, et 20 ont eu l'avantage.

En prenant la moyenne des décès et des guérisons dans tous les hôpitaux réunis, et en la comparant à la moyenne des correspondantes de M. Broussais, on arrive aux conclusions suivantes.

— Sur le total des malades admis dans les hôpitaux la moyenne des guérisons est de 30 pour 100.

Sur le total des malades traités au Val-de-Grâce par M. Broussais, la moyenne n'est que de 19 pour 100.

—Sur le total des malades dont le sort était connu au 30 avril, le rapport des guérisons aux morts, dans tous les hôpitaux réunis, est de :

37 guéris à 63 morts, sur 100.

Chez M. Broussais il est de :

32 guéris à 68 morts, sur 100.

Ainsi de quelque côté qu'on prenne ces chiffres,

ils accusent la médecine physiologique et M. Brous-sais.

Concluons donc une dernière fois que , sous quelque point de vue qu'on envisage le tableau nécrologique de M. Broussais, il établit claire-ment :

1° que la mortalité absolue de M. Broussais, au Val-de-Grâce , a été d'un peu plus des deux cin-quièmes ;

2° Que M. Broussais a perdu proportionnelle-ment plus de malades que ses confrères à l'hôpital du Val-de-Grâce ;

3° qu'il est mort proportionnellement plus de cholériques dans le service de M. Broussais que dans les trois quarts des autres hôpitaux de Paris ;

4° Qu'il a par conséquent abusé de la crédulité publique en disant qu'il ne perdait qu'un sixième et même un quarantième de ses malades , et qu'il en guérissait plus que les médecins non physiolo-gistes ;

5° Que la méthode physiologique est condamnée encore une fois , par l'expérience clinique, de la manière la plus complète.

Passons maintenant au dernier objet dont nous ayons à nous occuper , à la maladie de M. Périer.

§. III. *Maladie de M. Casimir Périer.*

Nous donnerons dans la suite de ce mémoire l'histoire détaillée de la maladie et de la mort de M. Casimir Périer. Nous ne voulons ici qu'expliquer comment nous avons été amenés à nous occuper de cet événement et justifier notre intervention dans cette affaire.

Nous avions lu dans les feuilles politiques les bulletins de la santé de M. Périer ; nous y avions vu annoncer trois ou quatre fois sa convalescence et même sa guérison, et en termes si positifs qu'un journal, emporté sans doute par son enthousiasme pour M. Broussais qui venait d'obtenir un si beau succès, conjurait ce médecin illustre de vouloir bien faire part à ses confrères et au public des précieux secrets de sa thérapeutique. Nous fûmes plus tard fâchés d'apprendre que le malade était mort. Mais croyant encore à cette époque, sur la foi des bruits publics, qu'il avait été frappé d'une violente attaque de choléra, cette terminaison malheureuse n'avait en elle-même rien d'extraordinaire et nous n'y vîmes qu'un nouvel exemple de l'insuffisance de notre art dans cette maladie.

Le 20 mai, quelques jours après la mort du président du conseil, nous lûmes dans le *Journal des Débats* une lettre de MM. les docteurs Casimir Broussais et Lacorbière, contenant les détails de la maladie et des traitemens employés, et des jugemens portés sur les divers médecins appelés en consultation. En somme nous crûmes y apercevoir l'intention, 1° de prouver que M. Broussais seul avait bien connu la maladie et indiqué les seuls remèdes appropriés ; 2° de rejeter la responsabilité du résultat sur quelques-uns des médecins qui ont été accidentellement consultés. On conçoit facilement que cette responsabilité devait peser à M. Broussais qui, après avoir fait si souvent annoncer qu'il répondait du malade, se trouvait cruellement démenti par le fait. Il avait compté sur la guérison d'un personnage célèbre, à la vie duquel se rattachaient de grands intérêts, pour réhabiliter sa doctrine et sa réputation de praticien. Par malheur le ministre a succombé, et M. Broussais, qui certes n'eût pas songé à faire partager à personne les honneurs de la guérison, ne serait pas fâché maintenant de se décharger sur le premier venu du fardeau de cette mort trop éclatante.

Tel nous a paru être le but de cette lettre, écrite évidemment pour le public et non pour les médecins. Il nous est parvenu en même temps, d'une source digne de foi, des renseignemens auxquels on désirait donner de la publicité ; ils sont de nature à réfuter les assertions contenues dans la lettre de MM. Broussais fils et Lacorbière, et présentent les faits relatifs à la maladie de M. Périer d'une manière bien plus complète et bien plus exacte. Saisissant avec empressement l'occasion qui s'offrait de révéler des détails que MM. Broussais et Lacorbière ont négligés, et de faire luire la vérité sur plusieurs circonstances oubliées par eux, nous avons annoncé dans la *Gazette médicale* du 22 mai, la publication prochaine d'une nouvelle et *moins inexacte* relation de la maladie de M. Casimir Périer. *Indè iræ.*

MM. Casimir Broussais et Lacorbière ont été choqués de ce reproche d'*inexactitude* ; c'est cependant une des expressions les plus modérées dont on puisse se servir pour qualifier le contraire du vrai ; c'est une des épithètes le plus souvent employées dans la polémique littéraire et politique, parce qu'elle n'a pas l'inconvénient, comme la plupart de ses équivalens, de mettre en campagne les esprits chatouilleux sur le point d'honneur , et de provoquer l'effusion du sang.

Ces messieurs cependant n'on pu supporter l'idée d'être accusés impunément d'*inexactitude*, et c'est probablement pour nous empêcher d'en fournir la preuve qu'ils sont venus essayer sur nous l'effet des menaces et des provocations. Il importe peu au public de savoir les détails de ces scènes d'intérieur. M. Lacorbière et M. Broussais fils en feront l'histoire, s'ils sont contens du rôle qu'ils y ont joué. Nous ne leur demandons que de *l'exactitude.*

Quant à nous, qui ne craignons pas de nous *expliquer* devant le public, nous donnerons la relation que nous avons promise, et nous dirons la vérité quand même.

Cette relation se trouve ci-après; mais comme la plus grande partie roule sur des faits médicaux et des discussions plus sérieuses que notre querelle avec les *physiologistes*, nous mettrons ici le catalogue des *inexactitudes* de la lettre de MM. Lacorbière et Broussais fils, en les abrégeant toutefois, pour n'être pas trop longs.

1re *Inexactitude.* « Il est du devoir des méde-

» cins qui ont *jusqu'à la fin* donné leurs soins à
» M. le président du conseil, de mettre sous les
» yeux du public un historique, abrégé, mais fi-
» dèle, de sa maladie. »

L'inexactitude est dans ces mots ambigus *jusqu'à la fin*. MM. C. Broussais et Lacorbière étaient
bien auprès de M. Périer à la fin de sa maladie,
c'est-à-dire à sa mort, mais non pas au commencement. M. Broussais fils n'a été appelé que le 12
avril au soir, et M. Lacorbière le 18 ou le 19, et
le malade s'est mis au lit le 6.

2ᵉ *Inexactitude*. « La maladie a débuté le 5
» avril. »

Elle a débuté le 6. M. Périer, indisposé depuis
plusieurs jours, ne s'est alité que ce jour-là.

3ᵉ *Inexactitude*. « C'était un violent choléra-
» morbus. »

M. Périer n'a eu au début qu'une légère diarrhée, accompagnée de fièvre. MM. C. Broussais et
Lacorbière n'ont parlé de ce choléra que par ouï-
dire, car ils ne voyaient pas le malade alors, et
on les a trompés. C'est ce qui explique comment
ce prétendu choléra fut *enlevé* si promptement.

4ᵉ *Inexactitude*, qui est une inexactitude par
omission. MM. C. Broussais et Lacorbière oublient

dedire qu'à partir du 6 avril jusqu'au 17, M. Broussais père dirigea seul le traitement ; il conseilla l'application de quatre-vingt-cinq sangsues, administra des *potages* et des *bouillons*, de la glace, et proclama la *convalescence*.

5ᵉ *Inexactitude*. « M. le président du conseil » eut des symptômes nerveux et même du dé- » lire..... Cette complication fit appeler M. **** » en consultation. » Péchant encore ici par omission, ils s'abstiennent de dire qu'avant de recourir à M. Esquirol (dont le nom ne craint pas la publicité), MM. Broussais père et fils et Lacorbière combattirent les symptômes cérébraux par *plusieurs fortes* applications de sangsues au cou, par des ventouses scarifiées, et par une saignée de TRENTE-SIX onces. Cela valait pourtant la peine d'être dit, même dans un historique *abrégé*.

6ᵉ *Inexactitude*. Il n'est pas exact de dire que M. Broussais père n'ait pas été *convaincu* de l'*essentialité* et du caractère idiopathique de l'affection cérébrale, reconnus par M. Esquirol, puisqu'il avait employé pour la combattre une médication si énergique.

7ᵉ *Inexactitude*. Il est inexact de dire que M. Esquirol a conseillé seul l'alimentation et les

(83)

stimulans du tube digestif. Il ne conseilla que de légers laxatifs, et M. Broussais prescrivit d'auto- rité la quinine en lavement ; les *douze grains de calomel* ne furent donnés que le 29, du consente- ment de tous les médecins consultans.

8e *inexactitude*. MM. Lacorbière et C. Broussais sont donc inexacts en prétendant que les stimula- tions et l'alimentation ont exaspéré les symptômes cérébraux en exaspérant la gastrite dont ils dépen- daient, et en rejetant la faute sur les consultans ; ils sont inexacts sur ce point pour plusieurs rai- sons : 1° parce qu'il n'a été donné d'autres stimu- lans que le calomel et le lavement purgatif, mé- dication à laquelle ils ont consenti ; 2° parce qu'à plusieurs reprises, les bouillons donnés au malade ont rétabli le calme et ramené le sommeil ; 3° parce que, le 2 mai, c'est-à-dire à l'époque où ces stimu- lans avaient produit tout leur effet, M. Broussais, ayant examiné avec attention l'abdomen, annonça qu'il n'y avait plus d'affection intestinale et que le tube digestif était *guéri* ; 4° parce que, depuis le jour où M. Broussais fit cette déclaration devant tous les médecins et devant la famille du malade, jusqu'au moment où MM. Emery et Esquirol se sont retirés, il n'a été donné au malade que *neuf cuillerées* de

bouillon, qui doivent être fort innocentes de l'exaspération d'une gastrite déjà *guérie ;* 5° parce que,
depuis le moment où M. Esquirol s'est retiré,
MM. Broussais père et fils et Lacorbière ont seuls
eu la direction du traitement, M. Emery ne continuant à voir le malade que comme ami, et
que, par conséquent, s'il y a eu gastrite par suite
d'alimens donnés et de stimulations exercées, ce
sont ces messieurs qui en sont responsables.

9° *inexactitude.* Quant à cette prétendue et
éternelle gastro-entérite, il n'est pas exact de dire
que M. Broussais et ses co-traitans n'aient pas
cessé de la reconnaître, puisque M. Broussais
père a administré seul, du 6 au 17 avril, les potages et les bouillons qui ont plus tard, disent-
ils, exaspéré la maladie ; puisque 2° M. Broussais
père, agissant encore seul, ou avec MM. C. Broussais et Lacorbière (ce qui est la même chose), a
dirigé le traitement le plus violent contre une encéphalite, et a tiré *trois livres* de sang à M. Périer
dans ce but ; 3° puisque M. Broussais père a déclaré cette gastro-entérite *guérie,* trois jours après
l'administration des purgatifs qui sont accusés de
l'avoir entretenue.

10° *inexactitude.* Enfin, il n'est pas *exact* de

dire que l'autopsie a démontré la présence de la gastro-entérite et l'absence de l'encéphalite.

Cela n'est pas exact, 1° parce que, quant à la gastrite, les énormes altérations du canal digestif dont parle le procès-verbal n'ont été vues que par M. Broussais, et que plusieurs des médecins présens ont élevé des réclamations.

2° Parce que, quant à l'encéphalite, le cerveau n'a rien pu prouver, puisque cet organe n'a *pas été examiné*. Le crâne a été ouvert, mais l'encéphale n'a pas été disséqué; on l'a gardé intact pour le mouler et le faire servir aux études des cranioscopes. Ce fait est extrêmement important.

Le catalogue des inexactitudes échappées, involontairement sans doute, à MM. C. Broussais et Lacorbière, est beaucoup plus long; mais on trouvera plus loin un supplément: Ceci suffit, en ce moment, pour prouver que nous ne nous étions pas avancés légèrement en promettant, sur la maladie de M. Périer, des détails plus exacts et plus curieux que ceux contenus dans la lettre de ces messieurs.

Nous tirons pour conclusion générale de ces faits *exacts* que M. Broussais père (et si l'on veut ses co-traitans), sont les seuls médecins responsables dans la maladie de M. Périer au tribunal de la science et de l'opinion publique ; et qu'ils ne pourraient sans une odieuse injustice et une flagrante mauvaise foi rejetter sur d'honorables confrères leurs fautes, s'ils en ont commis, ou leur insuccès, s'ils n'ont été que malheureux.

Conclusion. Nous voilà arrivés à la fin de la première partie de notre tâche, la moins agréable pour nous, car nous avions à traiter des questions de personnes, pour lesquelles nous avons peu de penchant ; mais appelés sur le terrain de ce genre de polémique *ad hominem*, par M. Broussais, nous avons été forcés d'y descendre avec lui. Nous avons la conscience de notre bon droit, mais nous pourrions craindre aussi, et non sans raison, la force de notre adversaire ; non point sa logique, ses raisonnemens, ni son arithmétique ; mais sa renommée et sa position, qui, d'après l'avis de plusieurs personnes prudentes, doivent prévaloir contre nous dans l'opinion, et nous étouffer de leur poids.

Mais malgré ces désavantages, nous n'avons pas dû reculer devant les périls de notre tâche. Bien plus, toutes ces considérations pesées, à la balance du juste et du vrai, nous ont paru devoir nous soutenir dans une lutte, où nous sommes convaincus de trouver de nombreux appuis et un public ami. Quelque jugement qu'on veuille porter sur les motifs qui nous mettent la plume à la main , nous avons la fierté de croire et de dire que personne ne nous soupçonnera de céder, dans cette circonstance, à de mauvaises passions ou à de vils intérêts. Nous n'avons pas la réputation européenne de M. Broussais, mais celle que nous nous sommes faite dans la carrière médicale, pour être peu éclatante, n'en est pas moins de bon aloi. Placés à la tête d'une entreprise littéraire, dont le succès toujours croissant nous honore, nous n'avons pas besoin du scandale; et nous ne sommes pas descendus si bas, que nous ayons voulu sortir de notre obscurité, en donnant pour passeport à notre nom les mépris d'un homme célèbre.

Nous connaissons mieux que d'autres les titres de M. Broussais à l'estime et à la reconnaissance publiques, parce que nous avons étudié ses ouvrages; et quand il l'a fallu, nous avons parlé de lui en termes qui prouvent que notre admiration est sincère. (1) Nous ne méconnaissons donc

(1) Voici ce que nous écrivions dans la *Gazette médicale*, 1832, tom. III, page 36 : les ouvrages de M. Broussais ont, sous tous les rapports, le mérite de l'originalité. Dans l'*Histoire des phlegmasies* et dans l'*Examen* tout appartient à l'auteur, idées et style. Personne n'a mieux justifié la maxime : que

point les services rendus; mais l'admiration et le respect ont des bornes, et si M. Broussais, se trou-

le style est l'homme même. Le sien, en effet, est essentiellement personnel, si l'on peut s'exprimer ainsi Il ne faut y chercher ni élaboration littéraire, ni aucune de ces qualités raffinées des écrivains polis par l'étude des modèles. C'est la nature toute seule qui lui a créé une manière. et non point l'art, ni la rhétorique. Comme Bichat, M. Broussais avait passé sa vie dans les hôpiaux et dans les camps, écoles meilleures pour le praticien que pour l'écrivain; mais il n'avait pas, comme Bichat, cette grande et brillante imagination d'artiste, et ce goût natif pour le beau, qui, chez lui, triomphèrent dn prosaïsme de l'éducation. Aussi, dans les meilleures pages de M. Broussais, on sent toujours quelque chose de crû, d'inculte et d'inachevé . la forme en est saillante, vive, et tout-à-fait libre, mais incorrecte et dure. C'est un écrivain maître de sa langue; mais il la manie avec si peu de délicatesse et de précaution, que souvent il la brise et la déforme. Au reste, dans ses défauts comme dans ses qualités, une chose surtout domine, c'est son individualité profondément tranchée et originale. Il est toujours lui, et jamais que lui; soit qu'il raisonne, soit qu'il décrive, soit qu'il attaque, la pensée est tout. et le style rien. Il n'y songe pas. Passionné il ne voit que son but, et y va pas le chemin le plus court; aussi ses écrits sont principalement remarquables par l'absence de toute prétention littéraire.

M. Broussais n'a pas rendu de moins grands services à la langue médicale qu'à la médecine théorique et pratique. Ses écrits, malgré leurs défauts, sont en général d'une grande lucidité. Personne n'a plus contribué qne lui à discréditer les systèmes vagues et obscurs, la phraséologie pédantesque et creuse de nos anciennes écoles, et à mettre en honneur la précision du langage, comme synonyme de celle des idées. C'est par la critique du langage qu'il a été si puissant et si concluant contre tant de systématiques anciens et modernes, et c'est en suivant ses principes de discussion, en pratiquant ses maximes d'indépendance et sa méthode critique, qu'on a pu contrôler sa propre autorité en fait de doctrine, et ne pas se laisser dominer par le point de vue exclusif de son système.

vant aujourd'hui aussi petit dans la science qu'il y a été grand autrefois, prétend toujours y tenir, je ne dis pas le sceptre, mais le fouet, et continuer à nous fustiger comme des écoliers, devrons-nous lui permettre ce passe-temps?

La doctrine de M. Broussais est jugée et condamnée il y a long-temps; ses idées sur l'irritation et sur la gastro-entérite ont été convaincues d'erreur; et il n'y a pas maintenant, dans toute la jeunesse médicale de nos écoles, un seul partisan du physiologisme pur. La science a pris une autre direction et un autre caractère; et le système *physiologique* n'est déjà plus qu'un débris, qu'un fait historique, qui s'enfonce chaque jour dans le passé. L'inventeur lui-même, immobile au milieu du mouvement universel, ne s'est pas aperçu qu'il restait en arrière; et il accuse de paresse la génération qui l'a dépassé et qui l'oublie!...Effrayé de la solitude qui se forme si vite autour des pouvoirs tombés, il s'en prend à des ennemis imaginaires; il cherche querelle aux browniens dont lui seul a retenu le nom, il s'étonne qu'on ne s'occupe plus de lui, même pour le combattre, et prend toutes ces marques d'indifférence et d'oubli pour une conspiration.

7

Il aurait dû pourtant, mieux qu'un autre, s'atendre à cette destinée. Historien de la médecine, il a pu voir que les systèmes ne sont pas éternels et les systématiques pas davantage. Pourquoi voudrait-il que ses théories eussent le privilége exclusif d'enchaîner à jamais l'esprit humain ? Les systèmes d'Hippocrate, de Galien, de Themison, mécaniciens, de Cullen, de Brown, les théories des chimistes, des humoristes, ont péri ; et, certes, ni le génie, ni la grandeur des conceptions, ni le nombre des sectateurs, ni l'enthousiasme contemporain, n'ont manqué à ces chefs d'école : ils ont pourtant succombé tous, car la loi du progrès le veut ainsi. M. Broussais a le malheur de survivre à ses idées ; il est à plaindre, mais il n'a pas le droit de s'étonner, ni de s'irriter. N'a-t-il pas vu périr, sous ses propres coups, les doctrines de son maître Pinel, l'idole et le chef de l'école française il y a vingt ans ? Cet exemple aurait dû lui apprendre que son autorité serait un jour méconnue, quand elle cesserait d'être légitime, et le préparer à la résignation.

Mais, au lieu de se résigner, M. Broussais parle plus que jamais en maître. Aujourd'hui qu'il n'apporte plus à la science que des idées surannées, d'anciens travaux effacés par de plus modernes; il paraît vouloir réclamer pour sa personne l'autorité qu'on refuse à ses doctrines; il cherche à rétablir son influence en continuant contre tout le monde le système de dénigrement et d'hostilité qui a pu être un jour redoutable, mais qui n'est plus qu'insultant, et entreprend avec audace d'exploiter à son profit exclusif, aux dépens de ses confrères, et à l'aide des moyens en usage dans les mauvaises causes, un grand désastre public.

C'est contre ce despotisme que nous avons entrepris de protester avec toute l'énergie et la constance dont nous sommes capables. Nous livrons sans crainte au jugement du public et nos convictions et nos raisonnemens. Nous croyons n'avoir manqué dans cette lutte à aucune obligation morale, à aucun devoir, ni même à aucune des convenances de notre profession, et nous pensons au contraire avoir satisfait à ces obligations, à ces convenances, à ces devoirs, en dénonçant la témérité de l'homme puissant qui, dans cette circonstance, a foulé aux pieds toutes ces choses.

Que le public médical, notre arbitre et le sien, juge entre lui et nous. Nous n'avons pas craint le

combat, nous ne craignons pas davantage la dé-
cision. Quoi qu'il arrive, notre conscience nous dit
que nous avons parlé selon la vérité et selon la
justice. La conscience de tous ne démentira pas
le témoignage de la nôtre.

EXAMEN

DE LA

DOCTRINE PHYSIOLOGIQUE

APPLIQUÉE A L'ÉTUDE ET AU TRAITEMENT

DU

CHOLÉRA-MORBUS.

CHAPITRE PREMIER.

CONSIDÉRATIONS GÉNÉRALES.

Notre intention n'est pas, en nous livrant à l'examen de la doctrine physiologique appliquée à l'étude et au traitement du choléra-morbus, de nous borner à la critique de cette doctrine. Ce serait nous renfermer dans des limites trop étroites et peu profitables à la science. L'épidémie que nous venons d'avoir sous les yeux aurait été d'un enseignement bien stérile si elle n'avait servi qu'à prouver l'impuissance et les erreurs de l'école de M. Broussais. Aussi voulons-nous tirer de cette critique quelques avertissemens utiles pour éviter à d'autres le mêmes écueils, et indiquer les moyens d'arriver aux résultats les plus positifs et les plus certains possibles dans l'étude et le traitement du choléra-morbus. Ce cadre, un peu plus large, augmentera sans doute notre tâche; mais il nous permettra sans cesse de mettre la vérité à côté de l'erreur ; et en les faisant marcher de front dans tout le cours de cet ouvrage, nous rendrons plus sensibles les avantages de l'une sur les prétentions de l'autre.

La première chose à examiner dans tout système c'est la méthode qu'il met en usage. La méthode dont M. Broussais s'est servi est connue, c'est celle à l'aide de laquelle il a prétendu prouver que toutes les maladies ne sont que des inflammations. L'application qu'il vient d'en faire à l'étude du choléra-morbus est une conséquence toute naturelle de ses premiers travaux. Nous pourrions donc nous dispenser d'en signaler les vices ; il suffirait d'invoquer l'expérience de tous ceux qui ont observé l'épidémie actuelle, mais qui l'ont observée sans idée préconçue : ceux-là ont eu continuellement dans les faits la répétition des argumens qu'on a mille fois opposés à la doctrine physiologique. Ils ont vu comment et pourquoi M. Broussais se trompe à l'égard du choléra, comme il s'était trompé à l'égard du plus grand nombre des maladies, les fièvres, les maladies spécifiques, etc. Mais puisque M. Broussais a cru pouvoir ressusciter ses prétentions mille fois combattues et mille fois renversées, on nous permettra de nous servir encore des moyens qui ont si bien réussi dans d'autres temps.

La méthode de M. Broussais, c'est, dira-t-il, l'observation et l'analyse, mais l'observation inexacte et l'analyse incomplète. Il veut prouver que le choléra est une gastro-entérite, et il néglige d'en examiner tous les faits ; il veut trouver, dans l'appréciation des différentes circonstances de chaque fait, la démonstration de sa doctrine, et il ne tient compte que de celles qui la favorisent, passant sous silence les parties du fait qui déposeraient contre elle, ou bien déclarant fautives et illusoires celles que l'observation banale lui remet sans cesse sous les yeux. Il faut d'abord, sauf démonstration, que l'on accepte cette vérité : c'est que M. Broussais, quand il interroge les faits, ne dit pas ce qu'ils répondent, mais choisit dans leurs réponses ce qu'ils peuvent dire de favorable à sa doctrine ; les exemples se multiplieront à l'infini quand nous en viendrons à la critique des détails. Pour le moment, nous répéterons que le vice capital de sa doctrine, c'est d'arranger les faits à sa manière, c'est de ne pas les prendre dans la nature tels qu'ils sont ; c'est, en un mot, de dire comme il lui plaît et comme il convient à ses principes. On conçoit qu'avec une pareille méthode, on ne peut arriver qu'à des résultats fautifs. Nous n'anticiperons pas sur ce que nous avons à dire plus bas ; mais afin de mieux nous faire comprendre, nous choisirons quelques exemples parmi les maladies bien connues.

A l'époque florissante de sa doctrine, M. Broussais était parvenu à faire croire que les fièvres intermittentes n'étaient autre chose que des gastrites; la croyance fut presque générale, parce qu'en effet M. Broussais montrait dans un grand nombre de cas des traces d'altérations intestinales. Mais après l'engouement et la surprise, on se ravisa. Il avait dit que toujours les cadavres des fiévreux offraient des lésions du tube digestif, et on signala les exceptions; il avait affirmé que toutes ces lésions étaient des inflammations, et on démontra que le plus grand nombre n'étaient que le résultat de congestions mécaniques. Une fois ce premier chef de critique admis, on en trouva d'autres; on trouva que les fièvres intermittentes avaient une autre cause que les gastrites ordinaires, on trouva qu'elles ne débutaient pas tout-à-fait comme les inflammations; qu'elles marchaient différemment; que leur périodicité n'existait pas dans les inflammations les plus vives; qu'on avait beau irriter l'estomac à tous les degrés et avec toutes les substances, depuis les stimulans ordinaires jusqu'aux poisons les plus corrosifs, on n'arrivait jamais à produire les accès périodiques; enfin, on s'aperçut que, malgré tous les efforts de subtilité de M. Broussais, il était impossible de comprendre qu'on pût guérir une inflammation avec du quinquina. Une fois l'éducation du public

faite sur ce point par le temps et l'expérience,
M. Broussais consentit presqu'à abandonner l'idée
de voir une gastrite dans les fièvres intermittentes :
que dis-je ? il donna lui-même le quinquina, toujours, il est vrai, en déchargeant sa conscience au
moyen de quelque ingénieuse explication ; enfin
les plus fidèles apôtres furent ébranlés. Eh bien !
pourquoi et comment M. Broussais s'était-il trompé
dans cette application de sa doctrine ? parce qu'il
avait appliqué l'observation et l'analyse d'une manière incomplète et inexacte ; parce qu'il avait mal
vu, mal jugé ; parce qu'il avait négligé une foule
de choses pour en exagérer d'autres ; en un mot,
parce qu'il s'était servi d'une méthode vicieuse.
Cette méthode, avons-nous dit, est la même que
celle qu'il vient d'appliquer à l'étude du choléra-
morbus. L'assertion n'est pas prouvée encore dans
le cas spécial ; mais elle l'est pour les fièvres intermittentes. Or nous avons voulu montrer
par un exemple passé, mais bien connu, bien
compréhensible pour toutes les intelligences, la
source d'une erreur maintenant avouée par tout le
monde, erreur qui se retrouve dans le plus grand
nombre des applications de la doctrine, et notamment dans celles que M. Broussais vient de faire
au choléra-morbus.

Ainsi les vices principaux de la manière de raisonner de M. Broussais, sont :

1° De ne pas voir dans les faits tout ce qui s'y
trouve ;

2° D'y voir souvent ce qui ne s'y trouve pas ;

3° D'exagérer ou de dénaturer l'importance de certaines parties d'un fait, par rapport à ses autres parties ou à sa totalité.

Ces vérités sont incontestables ; elles ressortent de l'application de la doctrine de M. Broussais aux fièvres intermittentes. Pour mettre davantage à nu les vices de logique de cette doctrine, montrons-en une seconde application à une autre maladie aussi connue, la syphilis. Ces applications, répétons-le, ont pour but de rappeler à l'esprit du lecteur d'anciennes erreurs bien palpables, et généralement reconnues, afin de lui rendre plus faciles à saisir celles que nous allons signaler dans la détermination d'une maladie nouvelle, le choléra-morbus. En suivant cette marche, nous voulons que chacun puisse vérifier, presque de lui-même, si M. Broussais n'a pas rajeuni, à l'occasion du choléra-morbus, des artifices usés pour d'autres maladies ; car, nous le disons d'avance, ce qui a fait le succès passager des leçons de M. Broussais, c'est l'étrangeté du choléra et l'indécision des médecins en présence de cette singulière et terrible maladie. M. Broussais est venu avec son assurance de conquérant, et il a dit : cette maladie est à moi, c'est la propriété de ma doctrine, c'est elle seule qui a le privilége de l'expliquer et de la guérir, c'est elle seule qui rend compte de ses phénomènes ; et personne n'ayant jusque-là de doctrines à opposer aux prétentions du Mahomet de la doctrine physiologique, force a été aux faibles de croire, et aux esprits raisonnables d'attendre que l'expérience ait dissipé l'engouement du public fasciné. Qu'on me dise si ce n'est pas là une vraie restauration du règne de M. Broussais. Il a employé les moyens qui avaient fait son premier succès; adroit et intrépide par dessus tout, il a retrouvé quelques inspirations de son ancienne assurance, et il a fini par se rendre à des convictions que l'abandon général avait presque détruites. Mais venons à une seconde application de la méthode de M. Broussais.

La syphilis, a-t-il dit, est une inflammation tout comme une autre : la preuve, c'est que les bubons sont rouges, gonflés, douloureux et guérissent par les sangsues; la preuve, c'est que le mercure, spécifique imaginé pour les esprits crédules, est parfaitement inutile. Pendant deux ans il y a eu des gens assez déraisonnables pour croire que la syphilis était une inflammation, car on l'a soutenu par des mémoires en forme et par des gros volumes. On leur disait : mais la cause de la maladie, mais la contagion; tout cela ne prouvait rien; ils alléguaient les formes inflammatoires du bubon et de quelques autres symptômes. Qu'importe la cause, disaient-ils, si l'effet est une inflammation? Qu'on remarque bien ce raisonnement, car nous le retrouverons à l'occasion du choléra. Ainsi, pour eux, la cause de la maladie, quoiqué toute spécifique, quoiqu'ex-primant un caractère essentiel à la maladie, était regardée comme non avenue. Ce n'était pas tout; après la cause on a signalé une foule de symptômes nullement inflammatoires et propres à la maladie; les uns primitifs, les autres secon-daires; on a invoqué ces longues interruptions entre les manifestations des mêmes symptômes; cette propriété indestructible de la contagion; enfin la puissance du mercure un moment dé--trônée, mais réhabilitée presque aussitôt par les systématiques eux - mêmes. Qu'avait prouvé cette seconde application de la méthode de M. Broussais ?

Que M. Broussais n'avait voulu voir dans la sy-philis qu'une partie de la maladie et non sa cause ; quelques-uns de ses symptômes et non leurs formes particulières, et non tous ses symptômes ;

Que M. Broussais avait supposé dans tous les cas des symptômes inflammatoires, mais qu'il est une foule de circonstances où ils manquent;

Enfin, qu'il avait exagéré l'importance de quel-ques accidens de la maladie, de quelques symp-tômes, sans avoir égard à tout ce qui la constitue, à son principe, sa marche, à ses caractères prin-cipaux et à son traitement.

On le voit, même défaut de raisonnement que dans le cas des fièvres intermittentes; observation inexacte, analyse incomplète ; partant, résultats fautifs : la conséquence découle naturellement du principe.

Ainsi, répétons-le encore une fois, M. Broussais, avant l'arrivée du choléra-morbus, s'était servi d'une méthode essentiellement vicieuse.

Les vices de cette méthode, nous les avons recherchés dans des exemples vulgaires, afin de signaler par des erreurs généralement avouées, des erreurs que tout le monde reconnaîtra quand la surprise aura cessé, et lorsqu'on se sera un peu plus familiarisé avec les phénomènes étranges du choléra-morbus.

Pour compléter ce chapitre, nous devrions peut-être exposer ici la méthode que nous nous proposons de substituer à celle de M. Broussais ; mais nous croyons ne devoir la développer qu'à mesure que nous montrerons les applications vicieuses de celle que nous combattons. A côté de chaque omission ou de chaque interprétation fausse nous rétablirons les faits vrais et nous réhabiliterons les vérités méconnues, de manière qu'en finissant le travail des détails, le lecteur n'aura plus qu'à résumer les élémens de la méthode générale que nous aurons opposée, partie par partie, à la méthode de M. Broussais.

CHAPITRE II.

Le premier fait, le fait capital à considérer dans
l'épidémie que nous venons d'avoir sous les yeux,
c'est l'épidémie elle-même. Quelle révolution dans
le cours ordinaire des maladies ! Quelle source fé-
conde d'observations, d'expériences et de décou-
vertes ! Quelle immensité de richesses scientifiques
dans cette manifestation universelle d'une seule
cause ! En présence de cet enseignement sublime,
les Hippocrate, les Baillou, les Sydenham, les Ra-
mazzini, les Stoll, les Morgagni eussent agrandi
leurs facultés d'observation pour les adapter au
vaste champ qui se découvrait devant eux. Frappés d'admiration, ils eussent mis leur gloire à se
constituer les historiens de ce grand phénomène,
ils eussent assoupli leur intelligence à toutes ses
nuances, à tous ses caprices, au lieu de l'amoin-
drir et de le réduire à la dimension étroite d'une
hypothèse de leur esprit ! Observateurs dociles,
mais exacts, mais sévères, ils eussent fait taire un
sentiment de vanité égoïste, pour obéir à l'entraînement qu'ont éprouvé les véritables grands mé-

decins de tous les temps , à la vue de ces révolutions profondes de la nature! Et qu'a fait M. Broussais de tant de richesses? Qu'a-t-il cherché dans
cette expérience que la nature ne montre qu'une
fois dans le cours des siècles? Un stérile appui à son
système épuisé, une affection banale, qu'il a cher-
chée partout et qu'il a trouvée encore dans un
lambeau mesquin de l'épidémie.

Oh! qu'il est petit ce héros de quinze ans en
présence de ce phénomène d'un seul jour! Il fallait une pareille épreuve pour montrer toute la
vanité de son système et toute l'étroitesse de son
génie! Qu'on pardonne à cet emportement d'un
homme obscur, mais qui a la conscience des forces
que lui donne la vérité! M. Broussais a une célé-
brité qui écrase, mais jamais il n'écrasera la raison! Et la raison est tout entière hors de sa doctrine.

Ainsi, dans la multitude des phénomènes qui
ont marqué ou précédé le début de l'épidémie actuelle, M. Broussais n'en a trouvé qu'un seul
digne de remarque. Ce phénomène, dit-il, c'est
l'*irritabilité* des voies digestives. Cette première
assertion renferme toutes les erreurs de sa méthode. Et d'abord n'y avait-il rien de plus à noter
dans les préliminaires de l'épidémie?

Sans parler des recherches encore à faire sur la
constitution atmosphérique qui a préparé l'explosion du choléra, a-t-il tenu compte de tout ce que

l'observation la plus grossiere, mais l'observation qui n'eût pas été dirigée par son système, eût mentionné ! La constitution médicale qui a précédé de plusieurs mois l'invasion du choléra ne méritait-elle pas de fixer long-temps l'attention d'un véritable observateur ?

Tous les historiens des grandes épidémies ont constaté ce fait général, c'est que l'économie ne passe pas tout d'un coup de l'état habituel de santé à la maladie épidémique. Ce n'est pas là une vue spéculative de l'esprit ; les meilleurs observateurs, les hommes les plus célèbres de la science, mais comme je l'ai dit, qui appartiennent à l'école historique et expérimentale, ont, à des intervalles de plusieurs siècles, et par conséquent hors des influences des mêmes idées et des mêmes faits, consacré cette remarque, savoir : que l'influence épidémique n'improvise pas, ne crée pas spontanément une maladie dans les pays et sur les individus où elle se développe. Il y a au contraire une série de manifestations, soit dans les circonstances extérieures, soit dans l'homme, qui accusent successivement les progrès d'un modificateur nouveau. Ce modificateur, quel est-il ? L'historien n'est pas tenu de faire des conjectures : il lui suffit de prouver qu'il existe, de le montrer dans ses effets, de le montrer partout, dans toutes les circonstances de l'épidémie, sans être obligé d'aller plus loin que l'observation ne l'éclaire. Ce modificateur,

que j'appelle avec beaucoup d'autres , influence épidémique, qu'il soit d'une nature
toute particulière, qu'il se constitue de mutations, de combinaisons d'une certaine sorte im-
primées aux élémens ordinaires de l'atmosphère,
ou qu'il agisse par eux ou de lui seul sur l'économie, toujours est-il qu'il existe et qu'il agit. Cet
élément surajouté à l'atmosphère, ou né d'une
combinaison insolite de ses élémens principaux,
exerce une influence, relative d'une part à son intensité propre, et de l'autre à la propriëté réac-
tive de l'organisme. De là différens degrés dans
l'état nouveau de ce dernier. Cette modification du
corps vivant en s'accroissant chaque jour des influences de la veille et de l'action progressive de la
cause épidémique, crée une nouvelle manière
d'être qu'on appelle constitution médicale ; c'est-
à-dire constitution particulière qui ne consiste pas
en un changement de mots, mais en une série de
faits que l'observateur exact est toujours à même
de saisir. Prenons un exemple pour mieux nous
faire comprendre. Placez un morceau de bois dans
une liqueur alcoolique ; ce bois acquerra gra-
duellement une faculté de combustibilité relative
au temps où il sera resté immergé, et relative à sa
porosité , ou à sa faculté d'imprégnation. A la
longue ce morceau de bois finira par être tellement
combustible qu'il suffira d'en approcher la flamme
pour qu'il se consume jusqu'à sa dernière par-

celle. Ce bois a donc acquis en raison du temps où il a été immergé et en raison de sa porosité, une nouvelle manière d'être, ou de nouvelles propriétés qui l'ont rendu susceptible d'une combustibilité complette et absolue. Mais avant d'arriver à cet état il a passé par des degrés que l'on peut représenter par les couches ligneuses imprégnées d'alcool. Une couche, deux, trois, quatre et successivement jusqu'à la dernière. Le feu en contact avec le bois alcoolisé le brûlera donc en raison du nombre de couches imprégnées : en d'autres termes ses effets seront différens suivant les conditions de combustibilité qu'il rencontrera ; mais ces conditions ne seront pas subordonnées aux deux élémens que nous venons d'indiquer, la durée de l'immersion et la porosité ; elles recevront encore des modifications plus ou moins secondaires d'une foule de propriétés particulières au bois, de circonstances inhérentes au phénomène de l'imprégnation. Ainsi la nature propre du bois, sa plus ou moins grande sécheresse, son épaisseur, sa composition moléculaire ; toutes ces circonstances et cent autres qu'il est inutile de préciser, dépendant du liquide, modifieront les résultats du contact prolongé de l'alcool, résultats qui eussent été identiques dans tous les cas où il y aurait eu une identité complète de toutes les conditions du phénomène.

Cette comparaison comprend l'histoire entière de la formation des constitutions médicales. Prenez celles qui se développent sous l'influence des climats, des saisons, celles qui dépendent des révolutions anormales de l'atmosphère, toutes existent en vertu des mêmes lois de développement, c'est-à-dire en raison de la durée et de l'intensité des influences extérieures et de la faculté d'imprégnation, si je puis m'exprimer ainsi, que présentent les organismes. Que l'Européen passe sous le soleil brûlant de l'Afrique, qu'il y séjourne pendant plusieurs années, tous ses organes prendront successivement les modifications qui dépendent de l'influence du climat et des modificateurs généraux qui le constituent. Des climats, que l'on passe aux saisons, des saisons régulières que l'on arrive aux saisons perverties, anormales, qui amènent les épidémies, et l'on aura la clef des transitions par lesquelles passe l'organisme, et qui le disposent à certaines maladies, ou le livrent sans défense aux agens qui les déterminent. Transportons maintenant ces considérations à l'époque actuelle, faisons-en l'application à l'épidémie du choléra-morbus.

De même qu'on peut saisir quelques-uns des changemens successifs qui s'opèrent dans la constitution de l'Européen qui va s'établir sous l'équateur, de même avant et pendant le développement de l'épidémie, il est aisé de suivre toutes les modifications graduées que subit l'organisme sous l'influence de la cause épidémique. Cette vérité, que nous croyons avoir suffisamment développée dans son principe, s'appuie sur des faits sans nombre, et dans l'histoire de toutes les épidémies et, dans celles du choléra-morbus en particulier. Il est inutile de rappeler tout ce qu'ont observé à cet égard Hippocrate, Sydenham et les autres grands épidémistes. Tous ont remarqué avant l'explosion de chacune des épidémies un peu importantes qu'ils ont décrites, une série de phénomènes pathologiques tendant à ceux de la maladie épidémique elle-même. Celle-ci une fois réalisée chez quelques individus, on voyait concurremment les phénomènes prodromiques se manifester chez ceux dont l'organisme avait le mieux résisté jusque-là, ou sur lesquels, par des circonstances indéterminées, la cause épidémique avait eu moins de prise. Dans les épidémies catarrhales qui ont été les plus fréquentes et les mieux observées, on a pu suivre surtout d'une manière parfaite la filiation pathogénique de ces sortes de maladies.

En tenant compte de ces vérités de tous les les temps, M. Broussais eût trouvé d'autres préludes à l'épidémie du choléra, qu'une plus grande *irritabilité* des organes digestifs. Qu'avons-nous vu en effet, nous qui avions les yeux ouverts pour observer les phénomènes, tels qu'ils se présentaient. Nantis de la remarque des grands maîtres de l'art, nous n'avons eu besoin que de contrôler par l'épidémie actuelle les vérités que leur génie avait formulées pour toutes les épidémies. Nousen avons fait l'application, et nous avons trouvé dans ce contrôle la réalisation de leurs vieilles prophéties. Entrons dans quelques détails.

Le choléra avait parcouru tous les pays du nord de l'Europe : il s'avançait vers nous. Nous cherchâmes à reconnaître, d'après l'histoire des affections préliminaires observées ailleurs , quelles étaient celles qu'on pouvait regarder comme affiliées au choléra. Presque partout on avait vu la cholérine se manifester deux, quatre et six mois avant l'arrivée du fléau. Je ne parle point de la grippe, quoiqu'elle ait été considérée par quelques personnes, à cause de sa coïncidence perpétuelle avec la période prodromique des épidémies du choléra, comme liée au choléra ; non, ce ne serait là qu'une hypothèse probable. Mais je parle de ces malaises généraux , de ces dérangemens dans toutes les fonctions , de cet état compliqué dont le dérangement gastrique n'est qu'un point, et où le dévoiement n'est pas plus l'affection à lui seul que le dévoiement n'est tout le choléra. Cette affection préliminaire, que nous appelons cholérine, a été généralement observée. M. Broussais a bien tenu compte de son phénomène le plus fréquent ; mais il l'a dénaturé dans sa signification, ainsi que nous le démontrerons plus bas, et il l'a détaché d'un tableau complet, sans toutes les parties duquel on ne peut avoir une idée véritable de

la maladie. Ainsi, il y a eu des cholérines caracté-
risées seulement par des lipothymies, des syncopes. On en a vu consistant uniquement en des
vertiges et des sueurs; en un commencement de
refroidissement; le plus grand nombre s'est accompagné sans doute de dévoiement, d'anorexie,
d'envies de vomir, de vomissemens; et l'on peut
dire même que ces derniers phénomènes en forment le complément. Mais, nous le répétons, ils
ne constituent pas à eux seuls l'élément capital et
essentiel de la maladie; car de même qu'il y a des
choléras sans évacuations, il y a des cholérines
sans diarrhée. Sur ce point M. Broussais n'a donc
pas dit toute la vérité : il n'a présenté qu'une
fraction du fait, et la fraction qu'il voulait faire
tourner au profit de son système. L'a-t-il montré
partout où il était, et dans tous ses rapports avec
les diverses circonstances de l'épidémie? Pas davantage; or voici ce qu'il a omis.

Partout où le choléra s'est manifesté on a vu la
cholérine préluder pendant quelques mois chez
les individus présentant les chances les plus favorables au développement du choléra : la pauvreté,
la vieillesse, le délabrement des constitutions. Une
fois l'épidémie déclarée, la cholérine s'est montrée
chez tous, suivie, chez les plus disposés au choléra, du choléra lui-même, et chez les autres, chez
ceux qui avaient toute leur santé à la première
apparition de la cholérine, de celle-ci seulement,

moyennant qu'on n'en aggravât pas imprudemment l'intensité. Ce tableau complet des différentes phases de l'épidémie , c'est-à-dire des différens effets de l'influence épidémique, a pu s'observer dans les grandes villes , qui présentaient dans le même circuit les diverses conditions de localité et les classes différentes et tranchées de la population. Ainsi à Sunderland, à Berlin et à Paris , tandis que le choléra décimait les classes pauvres et les rues malsaines, la cholérine seulement attestait l'influence épidémique chez les gens aisés et bien logés. Plus tard, parmi ces derniers, il y a eu un second départ à faire, relatif aux prédispositions individuelles. Parmi ceux qui avaient éprouvé les premières et les plus fortes atteintes de la cholérine , le choléra se manifestait, en épargnant encore les organisations privilégiées les mieux défendues , soit d'elles-mêmes, soit par de bonnes dispositions hygiéniques, la tranquillité et la sobriété. Voilà le tableau des explosions successives et graduées de la maladie. Ce tableau , nous l'avons encore sous les yeux. Tous ne l'ont pas vu avec cet enchaînement méthodique de résultats d'une même cause, parce que tous n'avaient pas d'avance dans l'esprit les avertissemens de l'histoire. Hipppocrate, Sydenham, Stoll, nons avaient signalé le fait : nous l'avons retrouvé dans les différentes épidémies du choléra. Il sera facile à chacun de contrôler nos observations dans les localités ou le choléra n'a pas encore éclaté, mais où déjà ses préludes se sont annoncés. Nos relations nombreuses avec les départemens depuis l'invasion de l'épidémie nous ont souvent donné l'occasion de vérifier l'exactitude de ces remarques.

M. Broussais n'a donc pas tenu compte des faits que nous venons de signaler, non qu'ils gênâssent directement sa doctrine ; mais parce que sa doctrine lui a donné l'habitude de voir et de juger superficiellement les choses, et parce que, n'étant pas historien mais chef de secte, il n'avait besoin de noter que les circonstances capables de tourner au profit de ses idées. Nous insistons sur ces reproches qui remettent à nu le défaut capital de la méthode de M. Broussais. Partout on le retrouvera, parce que M. Broussais procède partout avec le même but et les mêmes moyens. Omettre ce qui n'est pas utile à sa doctrine, dénaturer ce qui peut, avec quelques efforts de subtilité, servir d'appui à ses idées, voilà les deux principaux caractères de sa méthode. Donnons-en une nouvelle preuve.

Nous venons de montrer que, dans le tableau compliqué des faits qui expriment les premiers degrés de l'influence épidémique, le professeur du Val-de-Grâce avait négligé tout ce qui caractérisait une constitution médicale particulière. Il n'en a détaché qu'une seule circonstance, celle du dérangement des fonctions digestives. Il l'a dénaturée, disions-nous, en la qualifiant d'irritabilité. En effet, il voulait montrer l'acheminement de l'affection primitive à la gastrite. Or qu'est-ce que l'irritabilité d'un estomac que l'on guérit avec des vomitifs ou des purgatifs? qu'est-ce que l'irritabilité d'un estomac qui disparaît quand on fait tout ce qu'il faut pour l'augmenter? La masse de praticiens de tous les pays sait qu'on a beaucoup mieux guéri la cholérine par les astringens légers, les opiacés et l'épicacuanha, que par tout autre moyen. Je ne cite personne à l'appui de mon assertion, car je n'ai de préférence à donner à personne, et des milliers de praticiens m'offriraient le résultat de leur expérience. D'ailleurs, M. Broussais ne croirait pas à leur témoignage. Or, comme je n'écris pas pour le convaincre, mais pour mettre ses erreurs dans tout leur jour, il me suffira d'avoir dit qu'on guérit parfaitement la cholérine et les degrés plus avancés du choléra au moyen des évacuans, pour montrer ce que c'est que l'irritabilité d'un estomac qu'on guéri presque à coup sûr en l'irritant. Nous retombons nécessairement dans de vieilles critiques. Il y a long-temps que l'école physiologique avait donné les embarras gastriques comme des premiers degrés de l'irritation, et il y a long-temps qu'on lui a répondu que cette irri-

'tation guérit fort bien par les vomitifs. J'en suis fâché pour M. Broussais de n'avoir pas plus de frais d'imagination à faire pour lui répondre. Il cherche à réhabiliter de vieilles erreurs; pourquoi ne lui repondrais-je pas par de vieilles critiques?

CHAPITRE III.

Avant d'aller plus loin, nous croyons devoir préciser par les propres expressions de M. Broussais la doctrine qu'il professe sur le choléra-morbus.

« Ma conclusion, dit-il, c'est que le choléra est une maladie éminemment inflammatoire. L'inflammation qui la constitue attaque toute l'étendue de la surface interne du canal digestif, depuis la gorge jusqu'à l'anus (1). »

Plus bas il ajoute :

« Toutefois, qu'on se garde bien de conclure que je ne considère cette maladie que sous le rapport de l'inflammation. *Je fais abstraction* de la cause inconnue ou présumée du choléra : je ne parle que de ses effets. *Je compare le choléra à la petite vérole* dont nous ne connaissons pas la cause première, et à l'égard de laquelle nous sommes réduits absolument aux mêmes ressources que pour le choléra : c'est-à-dire que nous ne pouvons que *combattre l'inflammation* et *nulle-*

____

(1) Ouvrage cité, page 73.

ment neutraliser la cause de son extrême intensité.

« Ainsi je me résume. Le choléra est pour nous une inflammation générale de la membrane interne du canal digestif (1). »

Cela est clair pour tous, le choléra est une inflammation du tube digestif, et il ne faut considérer dans le choléra que l'inflammation. Voilà en deux mots la doctrine de M. Broussais.

Mais d'abord, quel est le rôle qu'il fait jouer à la cause essentielle du choléra, dans la production de cette maladie ? La citation qui précède répond à cette question. M. Broussais fait *abstraction*, dit-il, de cette cause, c'est-à-dire qu'il n'en tient aucun compte, ni comme caractère de la maladie, ni comme indication curative, car il affirme tout d'abord qu'il n'en a que faire, que sans elle, il considère le choléra comme une inflammation gastro-intestinale, et lui applique le traitement des gastro-entérites les plus franches. La chose est plus que déraisonnable ! Quoi ! M. Broussais déclare qu'il ne considère pas seulement le choléra, sous le rapport de l'inflammation, mais qu'il le considère sous le rapport de sa cause dont il *faut*, dit-il, *faire abstraction*. C'est-à-dire qu'il prend la cause du choléra en considération, pour ne pas la considérer. Car qu'est-ce que tenir compte d'une chose, sinon

____

(1) Ouvrage cité, page 74 et 75.

l'admettre pour ce qu'elle vaut? Or, que vaut la cause essentielle du choléra dans la production du choléra? rien pour M. Broussais, puisqu'il en fait abstraction, puisqu'il considère le choléra comme une gastro-entérite. Cette manière toute cavalière de traiter les choses est une licence logique assez habituelle au professeur du Val-de-Grâce : il ne s'en défend pas, il cite même la variole comme exemple. Déjà nous savons que la variole n'est pour lui qu'une inflammation, de même que la syphilis, la goutte, le rhumatisme : aussi pourrions-nous renvoyer simplement M. Broussais aux faits qu'on lui a mille fois objectés, aux réponses qu'on lui a mille fois ressassées, mais qui toutes ont glissé sur son cerveau. Répétons - les cependant, parce qu'il prendrait notre dédain pour de l'impuissance.

La cause première, essentielle d'une épidémie, est précisément ce qui en caractérise la nature. C'est elle qui fait qu'une épidémie ne ressemble pas à une autre, que cette épidémie s'étend plus ou moins, qu'elle attaque plus ou moins d'individus, qu'elle guérit plutôt par tel moyen que par tel autre. De tout temps les médecins ont regardé la cause épidémique comme d'une grande importance, et dans la détermination et dans le traitement des maladies. Les autres caractères d'une affection épidémique fussent-ils identiques à ceux de la même maladie, sporadique, que la circonstance épidémique seule suffirait pour en faire une maladie à part, et pour en modifier le traitement. Interrogez l'histoire, voyez ce qu'ont dit Sydenham et Stoll du traitement des dysenteries épidémiques, pourquoi ils en ont établi de plusieurs sortes, pourquoi à des époques différentes ils les traitaient différemment? Voyez ce qui est arrivé plus près de nous pour la fièvre puerpérale, que beaucoup de gens appellent une métro-péritonite. Eh bien, dans certaines années où cette maladie est devenue épidémique, comme Doulcet, comme Desormeaux l'ont observé, elle a été combattue avec le plus grand succès par les vomitifs, aggravée par les saignées, ce qui est bien différent quand elle n'est que sporadique. Et la raison de cette différence est tout entière dans la cause épi démique; car, dans l'un comme dans l'autre cas, la maladie offre quelques-uns des symptômes de la *forme* inflammatoire. Mais la *nature* en est différente : ce qui a fait dire à Stoll, dans ses aphorismes: *Les mêmes symptômes d'une maladie ne signifient pas tout-à-fait la même chose.*

Mais combien l'influence de la cause du choléra est plus sensible dans la production de cette maladie! Quel cachet particulier ne lui imprime-t-elle pas! Et cette physionomie si caractéristique du cholérique, et cet anéantissement de la circulation, et la cyanose, et ces crampes, et ces déjections d'une nature particulière, et tous ces phénomènes à qui sont-ils dûs, sinon à une cause toute spéciale? M. Broussais et son école répondront qu'ils n'en nient pas l'existence, mais à quoi sert d'admettre une chose en principe et de n'en tenir pas compte dans ses résultats? Pas plus que M. Broussais, nous ne prétendons expliquer ni déterminer la nature de la cause du choléra, mais nous l'admettons parce que tous les caractères du cholera lui empruntent leur signification, parce qu'elle est là comme une force productive cachée sous des effets qui participent de sa nature, effets qui ne se traduisent et qui n'ont de valeur que par elle. Pour nous, la cause du choléra est un élément essentiel qui fait que malgré certains rapports de ressemblance avec quelques autres affections, le choléra est lui-seul, et n'est que lui; qui fait qu'on le doit classer à part, l'étudier à part, le traiter à part, ne pas invoquer les autres maladies pour l'en rapprocher, mais pour l'en différencier. S'il est vrai que Stoll, Sydenham, Zimmermann et Mercatus aient eu raison d'établir des dysenteries *gastrique, bilieuse, putride, nerveuse*, parce qu'elles étaient nées à des époques et sous des influences différentes, et parce qu'elles réclamaient l'emploi de moyens opposés, pourquoi violenter les faits du choléra et les contraindre à sortir du cercle où la cause épidémique les circonscrit! On ne peut trop insister sur ce principe, car les études de no-

tre siècle ont été trop long-temps détournées de
ces sortes de vérités. Le choléra, en les remettant
toutes vivantes en présence des esprits ré-
veillera en eux le désir de s'en occuper davantage.

Nous ne nous arrêterons pas sur ce que M. Broussais dit des causes secondaires et occasionnelles du
choléra. Bien qu'elles n'appuient ni ne contrarient sa doctrine, parce que toutes les maladies
reconnaissent à peu près les mêmes causes occasionnelles, c'est avec beaucoup de peine qu'il les
mentionne quand elles n'ont pas directement trait
à l'irritation gastrique. La manière dont il en con-
vertit quelques-unes à son profit est assez curieuse.
Ainsi les hommes sont plus exposés au choléra que
les femmes, parce qu'ils abusent plus souvent de
l'alimentation; et, un peu plus loin, en rapportant que les infirmiers du Val-de-Grâce n'ont
point pris la maladie, tandis que cinq infirmières
en ont été attaquées le même jour, il ajoute « que
boire et manger le plus possible aux dépens des
personnes qui les emploient est en général la de-
vise de ces sortes de femmes. » Des soldats qui n'accusaient aucune irritation antérieure au début du
choléra, manquaient probablement de mémoire!
« Peut-être, dit-il, que si ces hommes avaient su
s'observer, ils se seraient aperçus que leur santé
n'était pas irréprochable. (1) » C'est-à-dire qu'ils

____

(1) Page 20.

avaient un commencement de gastrite. Quelques-
uns avaient des vers intestinaux : irritation ! D'autres avaient bu du vin sans indigestion : *surirri-
tabilité !* (1) Enfin les vieillards ne sont prédisposés
au choléra que parce qu'ils portent une gastrite
chronique. L'homme usé ne meurt pas de vieillesse, mais de gastrite. Ici je signalerai une omission importante à M. Broussais. Un habile expéri-
mentateur, je ne sais plus lequel, a prouvé que les
animaux qu'on laisse mourir de faim périssent
de gastrite. M. Broussais n'a pas tiré de cette découverte tout le parti d'un homme habile; les
gens à jeun, les indigens, les convalescens, et
tous ceux qui se trouvent dans la nécessité de ne
pas manger suivant leur appétit, ont nécessairement un commencement de gastrite. Mais je comprends la cause de cette omission ! M. Broussais
a craint que la malveillance ne trouvât dans sa
physiologie la raison de certaine gastrite ministé-
rielle !

(1) Page 18.

CHAPITRE IV.

SYMPTÔMES DU CHOLÉRA.

Jusqu'ici notre critique n'a porté que sur les points abstraits de l'histoire du choléra. Ce que nous avons dit de la constitution épidémique, de la cause du choléra sera sans importance aux yeux de M. Broussais et de ses partisans : car en déclarant qu'ils ne tiennent aucun compte de ces élémens, il leur importe peu qu'on en démontre la valeur; cette valeur est nulle pour eux, et partant nulle la critique qui s'attache à redresser leurs erreurs sur ce point. C'est aux symptômes et aux lésions anatomiques seulement qu'ils empruntent leurs moyens de détermination : c'est donc à ces deux ordres de faits qu'il convient de donner la plus grande attention.

Nous envisagerons les symptômes du choléra.

1° Dans leur invasion ;

2° Leur ordre de développement ;

3° Leur succession ;

4° Leur spécialité ;

5° Et leur généralité.

Car il ne suffit pas d'établir la ressemblance qu'il y a entre tel ou tel symptôme de deux maladies ; cette ressemblance ne conduit à l'identité qu'autant qu'elle porte sur tous les points, ou au moins sur les points capitaux de ces maladies. Ce principe ressortira de ce que nous avons à dire dans ce chapitre.

L'invasion du choléra, dit M. Broussais, a lieu par l'une des trois grandes sections du canal digestif : l'estomac, l'intestin grêle et le gros intestin. Cette première asssertion n'est ni vraie en général, ni exacte dans les cas particuliers. En faisant commencer le choléra aux symptômes qui dépendent du tube digestif, M. Broussais scinde la maladie, la réduit à une partie d'elle-même, à un de ses épisodes les plus remarquables sans doute, mais qui ne constitue pas à lui seul toute la maladie. Sans nous étayer de l'autorité d'Annesley, de Colledgen, de Sanders et d'une foule d'auteurs qui ont écrit sur le choléra, et qui attachent une grande importance aux phénomènes généraux, précurseurs de cette maladie, n'avons-nous pas eu, durant l'épidémie de Paris, bien des occasions de vérifier l'exactitude de ce fait d'observation? Beaucoup d'individus, il est vrai, ne s'aperçoivent qu'ils sont malades du choléra qu'à l'époque où les envies de vomir, les vomissemens et la diarrhée se manifestent : mais combien de fois n'a-t-on pas observé les crampes, le refroidissement avant tout autre phénomène, et comme début du choléra? Puisqu'il est généralement reconnu qu'il y a des choléra sans vomissemens et sans selles, à plus forte raison admettra-t-on que le choléra ne débute pas absolument par les symptômes gastriques et intestinaux. Ces faits, personne ne les niera, sinon M. Broussais. Mais beaucoup de gens qui ne veulent pas comprendre qu'un seul fait contradictoire suffit pour renverser une doctrine, ne verront dans ceux que nous venons de signaler que de pures exceptions. Si vous prétendez que le choléra n'est qu'une inflammation intestinale, qui a son siége dans les intestins, alors elle doit *constamment* débuter par les intestins ; car si elle débute une seule fois par une autre organe, elle cesse d'être absolument intestinale. La lésion du tube digestif en est une circonstance fort importante, une des plus importantes, si vous le voulez ; mais ce n'en est qu'une circonstance, et non l'élément essentiel, absolu : la logique le veut ainsi. Quand les physiciens et les chimistes ont cru pouvoir établir la théorie d'un phénomène, ils ne la gardent qu'autant qu'elle s'accorde avec toutes les circonstances de ce phénomène. Aussitôt un fait contraire, ils la rejettent, ou la modifient. Il en doit être ainsi pour la médecine.

Quoi de plus arbitraire et de plus faux que cette invasion du choléra par sections du tube digestif ! M. Broussais est si embarrassé de justifier cette division, qu'il fait servir successivement les mêmes symptômes à des caractères différens. A propos de l'invasion par le gros intestin, « le malade, dit-il, éprouve de petites coliques fort légères, quelquefois même il n'en éprouve pas. » Voulant caractériser ensuite le début de la maladie par l'intestin grêle : « les malades, ajoute-t-il, éprouvent de petites coliques pendant plusieurs jours qui varient de place. » De chaque côté il y a coliques, malaise, de manière que le lecteur est fort embarrassé de choisir. Pour ceux qui n'ont pas d'intérêt à faire commencer la maladie par tel point des intestins plutôt que par tel autre, les faits sont différens. L'on observe indistinctement des borborygmes, des malaises intestinaux, des pesanteurs, des coliques, le tout alternativement, successivement, et même à la fois dans les différentes parties du tube digestif. Pour qui a vu dix cholériques tels qu'ils sont, tous ces phénomènes se présentent pêle-mêle, se remplacent, se confondent, et disparaissent momentanément pour revenir ensuite; car la nature n'observe pas plus d'ordre dans ces manifestations d'effets d'une cause générale, qu'on n'en remarque dans l'arrangement des nuages poussés par les vents. Il y a un trouble remarquable dans les fonctions digestives, mais ce trouble n'est circonscrit à aucune division de l'organe : le spasme, le dérangement est général; partant, les phénomènes qui en dépendent sont généraux comme la cause qui les produit.

La puissance des faits est si grande, que M. Broussais ne peut pas s'en défendre. Il reconnaît dans les différens modes d'invasion du choléra, l'invasion par les *centres nerveux*. « Les malades, dit-il, *n'ont pas de dérangement dans le canal digestif*.... Ils éprouvent un tournoiement de tête, un étonnement extraordinaire et tombent sans connaissance. Plusieurs soldats ont eu ce début.... Dans plusieurs épidémies, on a vu ce début être mortel.... » Après un tel aveu, vous croyez que M. Broussais déclare sa doctrine impuissante sur ce point. Pas du tout; M. Broussais joue avec la difficulté. Le fait est là; il le rapporte; il convient que le choléra débute quelquefois sans symptômes gastriques : c'est, dit-il, qu'il y a une irritation sympathique de l'estomac sur le cerveau; la gastrite existe déjà; mais elle est *latente!* Quoi! une gastrite dont la réaction suffit pour causer instantanément la mort serait *latente!* elle n'aurait été annoncée par aucun symptôme. Voilà pourtant où conduit l'inconséquence systématique.

Ainsi que nous l'avons dit en commençant cet examen, nous retrouvons ici toutes les vieilles habitudes de raisonner de M. Broussais. On lui avait objecté souvent le début des fièvres pernicieuses sans symptômes gastriques précurseurs ou concomitans; alors, comme aujourd'hui, il répondait que la maladie était latente, et il y a eu des gens qui se contentaient de pareilles preuves.

Ainsi sur le premier point, nous nions, parce que les faits nous y autorisent, que le choléra débute constamment par les phénomènes gastro-intestinaux; nous nions avec plus de fondement encore que la maladie débute par un point isolé, par une portion séparée du canal digestif. Notez bien que nous nous bornons jusqu'ici à contrôler l'observation de M. Broussais, sans discuter encore les conséquences qu'il en déduit.

M. Broussais n'est pas plus exact quand il montre l'ordre dans lequel apparaissent les principaux symptômes du choléra. Dans l'intérêt de sa doctrine, il faut que le point de départ soit à l'estomac ou dans le tube digestif, et tout le reste ne doit venir qu'après. Mais il suffit de l'observation la plus grossière pour détruire une pareille assertion. Combien de fois n'a-t-on pas vu la cessation du pouls, le refroidissement, précéder tous les autres phénomènes! Combien de fois la cyanose n'a-t-elle pas existé sans dérangement gastrique! On peut dire même qu'au début de l'épidémie, les symptômes gastriques n'étaient que secondaires à l'affection beaucoup plus grave et plus profonde du système nerveux. Dans les journées des 30 et 31 avril, nous avons pu vérifier ce fait à l'Hôtel-Dieu : c'est que les malades arrivaient frappés comme par la foudre, dans un état tel que l'organisme n'avait, pour ainsi dire, plus la force de compléter les caractères de la maladie. Le phénomène capital était l'absence du pouls et la cyanose. Dans beaucoup de cas, les malades avaient été pris les jours précédens de diarrhée, mais de diarrhée sans douleur, de simple relâchement, et quel rapport de causalité peut-on établir entre ces deux faits, dont l'un est si important, si grave, et l'autre si peu capable de servir de point de départ au second que, quand il est seul, il n'ôte même pas au malade l'appétit ni la faculté de digérer. Toutefois, qu'on ne croie pas que nous voulions diminuer l'importance des symptômes gastriques ; nous les considérons pour ce qu'ils valent ; mais nous leur assignons le rôle phénoménal et circonstantiel qu'ils ont dans le développement de la maladie. Ce que nous ne voulons pas, c'est que M. Broussais s'empare du fait, l'exagère, le dénature, tire de sa fréquence ou de sa gravité un motif pour rompre tous ses rapports avec les autres phénomènes de la maladie. Or en pervertissant l'ordre du développement des symptômes, M. Broussais n'a plus qu'un pas à faire pour montrer une dépendance qu'ils n'ont pas, et ramener toute la maladie au point de départ que préjuge sa doctrine.

Une fois les phénomènes principaux du choléra développés, ils ont, comme dans quelques autres maladies, une marche et une durée toute spéciale. De même que la rougeole, la variole et plusieurs autres affections où il y a des périodes assez tranchées, le choléra présente, dans la majorité des cas, un enchaînement de périodes digne de remarque. Cette circonstance est un nouveau caractère à ajouter à ceux qui différencient le choléra d'une foule d'autres maladies, et notamment de la gastrite. Mais nous n'en sommes pas encore à discuter le rapprochement que M. Broussais a fait entre cette maladie et le choléra. Nous voulons simplement signaler ici ce qu'il a omis, montrer l'importance des choses qu'il a négligées, et redresser les erreurs d'observation qu'il a commises. De même qu'il n'avait tenu aucun compte, à l'occasion des fièvres intermittentes du mode, de succession des symptômes, si capital, si essentiel dans cette maladie, puisqu'il en constitue le caractère fondamental, il signale à peine la succession de la période algide et de la période œstueuse ou de réaction. Ces deux périodes se retrouvent néanmoins dans la majorité des cas qui sont complets, c'est-à-dire quand la maladie est la plus grave, et quand on parvient à guérir le malade. Cette omission est moins importante que dans le cas des fièvres, parce que le choléra présente d'autres signes à l'aide desquels on peut le reconnaître; mais l'omission devient plus grave quand elle contribue à faire faire des rapprochemens vicieux. C'est ainsi qu'en effaçant tour à tour quelques-uns des symptômes du choléra, on pourrait démontrer successivement que le choléra est un rhumatisme, une dysenterie, une fièvre inflammatoire, une asphyxie pure, enfin toutes les maladies qui offrent un des phénomènes du choléra, mais dont l'ensemble et l'enchaînement ne se retrouvent que dans le choléra. Cet abus, poussé à l'excès, conduit à l'absurde; réduit dans des limites adroitement calculées, il constitue un des principaux moyens dont se servent les systématiques, et notamment M. Broussais.

Si de l'examen général du choléra, considéré dans son mode d'invasion et dans le développement de ses symptômes, nous passons à l'analyse de chacun de ces derniers, nous retrouvons bien plus d'inexactitudes et d'omissions. Toutefois nous l'avouerons, nous sommes même surpris que M. Broussais ait fait autant de frais pour exprimer les caractères du choléra. Qu'avait-il besoin de chercher à peindre la physionomie toute particulière des cholériques, leurs douleurs, leurs déjections, la coloration de leur peau, le refroidissement général qu'ils éprouvent? A quoi bon noter tous ces phénomènes, puisqu'en résumé le choléra est une gastrite, et une gastrite que l'on traite comme toutes les gastrites passées et à venir? Le diagnostic d'une maladie est peu utile quand il n'a aucune influence à exercer sur le traitement. Je pardonne à M. Broussais de forcer toutes les interprétations, de fausser tous les résultats de l'observation dans la vue de leur faire dire ce qu'ils ne disent pas; mais à quoi bon des frais d'éloquence descriptive pour arriver à conclure que tous ces phénomènes si extraordinaires, si rares, si inouïs, ne sont que des symptômes de gastrite? M. Broussais a manqué évidemment de tact dans cette circonstance. Puisqu'il ne voulait pas, ou plutôt puisqu'il ne pouvait pas laisser à chaque symptôme la valeur et la signification qu'il a réellement dans la distinction du choléra, pourquoi les mettre sous les yeux de ses disciples? Il eût été plus simple et plus rationnel de leur dire qu'il en faisait abstraction, qu'il n'en tenait pas compte, et par conséquent qu'il était inutile de s'y arrêter. Il en avait déjà agi ainsi avec la cause du choléra; pourquoi n'en pas faire de même à l'égard de ses symptômes? M. Broussais a commis là une inconséquence grave, il s'est exposé àce que les lecteurs les plus confians et les plus crédules aperçoivent la vérité qu'il leur a mise imprudemment sous les yeux. Ils la démêleront à travers tous ses sophismes, car j'en défie aucun de ne pas voir que les symptômes du choléra, quoique rétrécis et défigurés par lui, sont étranges, extraordinaires, et tous caractéristiques d'une maladie qu'ils n'avaient jamais rencontrée. S'il s'en trouvait d'assez peu clairvoyans pour ne pas avoir reconnu son inadvertance, nous allons tâcher de la leur montrer.

« Les symptômes *caractéristiques* du choléra,

dit M. Broussais, se partagent en trois grandes séries : 1° ceux qui parviennent à notre connaissance par la déclaration du malade ; ceux que nous tirons de son aspect extérieur et de l'exploration de tout son corps ; ceux enfin qui résultent de la nature des évacuations. » Nous adoptons momentanément cette division, bien qu'elle nous paraisse peu rationnelle.

Et d'abord qu'entend M. Broussais par symptômes *caractéristiques* du choléra ? Si le choléra est une gastrite ou une gastro - entérite, à quoi bon cette distinction ? Les symptômes du choléra seraient-ils, de l'aveu de M. Broussais, différens de ceux des autres inflammations du tube digestif? Dans ce cas, toute discussion devient inutile. A propos de la cause du choléra dont il a fait abstraction, il l'a regardée néanmoins comme particulière, comme singulière : voici maintenant qu'il reconnaît au choléra des symptômes caractéristiques, c'est-à-dire qui n'appartiennent qu'à lui. Pour peu que nous continuions, M. Broussais avouera que la marche, les lésions anatomiques et le traitement du choléra offrent quelque chose de spécial, et il finira par différencier en tout point le choléra de la gastrite. C'est du moins la conséquence naturelle de ses concessions : et en effet, sans s'en apercevoir, il y est conduit de lui-même, car en parlant des maladies consécutives au choléra, la vérité lui échappe tout entière. Il dit

naïvement (page 56) « que certains malades, après
la cessation des phénomènes cholériques, éprouvent une gastrite ou une gastro-entérite ».. Qu'est-
ce donc qu'ils éprouvaient auparavant? apparemment une gastrite d'une autre *nature*. Une
cause particulière, des symptômes particuliers,
et une maladie qui, de l'aveu de M. Broussais,
n'est pas encore la gastrite, voilà ce qui constitue
le choléra : donc le choléra n'est pas une gastrite.
Néanmoins M. Broussais a dit en commençant son
livre, et il répète en le finissant, que le choléra
est une inflammation du tube digestif, c'est-à-dire
une gastrite. Comprenez tout cela, choisissez entre ces deux assertions, et mettez M. Broussais
d'accord avec lui-même. Mais revenons à notre
examen.

Comme dans la période des prodromes M. Broussais continue à signaler dans l'invasion de la maladie tous les phénomènes du choléra qui peuvent se rapporter à l'estomac ou à son influence.
Même vice d'observation, mêmes omissions. Quand
il interroge le malade, il ne lui demande point s'il
souffre et où il souffre, mais ce qu'il éprouve à l'estomac. Il a fait une section à part des symptômes
fournis par l'interrogation des malades, et tous les
symptômes sont « un bouleversement dans le bas-
» ventre, un sentiment d'ardeur et de feu; il semble
» au malade que des lignes de feu se concentrent
» vers leur épigastre. Ceux qui sont médecins di-

» sent qu'ils ont la conscience que tout leur sang
» se porte dans l'intérieur du ventre : ce sont
» leurs expressions. D'autres croient éprouver des
» espèces d'étincelles électriques extrêmement
» douloureuses, à la suite desquelles se développe
» une chaleur extraordinaire et insolite. » Puis
viennent les douleurs violentes des membres, la
difficulté de respirer que l'auteur signale comme
une extension et une conséquence de la douleur
épigastrique. Cette douleur de l'épigastre, ajoute-
t-il, coïncide avec une coloration très-vive de la
face..... L'anxiété va toujours croissant, puis les
crampes surviennent, puis enfin la sécheresse du
gosier. Voilà, suivant M. Broussais, les traits caractéristiques du choléra-morbus en ce qui concerne la déclaration des malades. Que tout cela
est incomplet et loin de la vérité ! M. Broussais ne
borne pas là toute la déclaration des cholériques;
mais tout ce qu'il dit se réduit à cela : quelques
phrases de plus ou de moins. Nous n'aurions pas
grand'peine à montrer les lacunes dont cette
description est criblée. Epuisons auparavant la
symptomatologie de M. Broussais.

Passant aux caractères fournis par les explorations extérieures, il signale la contraction muscu-
laire, les yeux *cholériques* qu'il dit *se retrouver dans
toutes les gastrites sporadiques* du plus haut degré,
l'aspect particulier de la face, sa lividité, l'état de
la langue qui est pâle, large, plate et froide au tou-

cher, la gêne de la respiration, la difficulté de parler, puis la cyanose et ses modifications. Vient après l'état du pouls, dont il *subordonne* le développement *au degré de la douleur* gastro-intestinale et toutes les variations au *siége de la congestion*. Enfin la mollesse des parois de l'abdomen, leur état pâteux, qu'il signale comme *caractéristique des congestions abdominales*. Ce tableau, composé de symptômes pris pêle-mêle dans toutes les variations de la maladie, se termine par l'appréciation des matières excrétées du cholérique. Cette appréciation, comme les précédentes, est écourtée, superficielle, sans idée aucune de que les auteurs ont pu dire et faire sur ce sujet. Ici, comme toujours, M. Broussais ne cite personne, à l'exception de quelques noms que personne ne cite, et son tableau des symptômes du choléra, réduit aux dimensions mesquines de son système, terne et monotone comme tout ce qui n'est point copié d'après nature, ne représente de l'épidémie que ce qu'on en a vu dans les salles du Val-de-Grâce.

Pour qui a parcouru les hôpitaux de Paris durant l'épidémie, pour qui a vu des cholériques de tous les degrés, de tous les âges, de tous les tempéramens, de toutes les professions, que la description de M. Broussais est incomplète ! Surtout qu'elle est confuse ! On pourrait sans contredit composer un cholérique avec les caractères qu'il ne décrit pas, et il serait impossible d'en recomposer un avec ceux qu'il décrit. D'une part il a omis d'indiquer beaucoup de variétés d'espèces et d'individus ; de l'autre, il a rassemblé sans ordre et sans méthode une foule de symptômes empruntés à vingt espèces différentes. Ce n'est pas ainsi qu'en agissaient les nosographes qui nous ont précédés. S'ils n'avaient pas encore la méthode sévère que les naturalistes de notre époque ont complétée et perfectionnée, ils en avaient du moins l'esprit. C'est de cette méthode surtout qu'on doit faire usage en présence d'une épidémie aussi extraordinaire, aussi complexe et aussi multiple que celle du choléra-morbus.

En effet, le premier fait d'observation qui ressort de cet assemblage de physionomies, diverses qui paraissent toutes soumises à l'influence d'une même cause, c'est qu'à part quelques caractères saillans et peu nombreux, tous les individus frappés de choléra forment un mélange de formes qui se heurtent, qui se repoussent, et qu'on ne pourrait, sans confondre des différences utiles à distinguer, réunir sous la qualification unique de choléra. Cette observation est si vraie et si importante, qu'elle a fait dire à M. Magendie qu'on croirait qu'il y a à la fois dans le choléra plusieurs épidémies simultanées. Soit qu'on examine la maladie sous le rapport de son mode d'invasion, de ses symptômes, de sa marche, de son traitement et des altérations pathologiques, on trouve les choses les plus opposées. Cette distinction est justifiée même par la manière dont M. Broussais a envisagé le choléra. Nul doute que dans le choléra il n'y ait quelques cas où la lésion des organes digestifs soit de la plus haute importance, où le choléra puisse se compliquer d'inflammation. Ces cas sont beaucoup moins nombreux que la doctrine physiologique ne le prétend, mais il en existe, et s'il en existe, il convient d'en tenir compte, de les différencier afin de leur adapter le traitement approprié.

Sous ce point de vue, M. Magendie, dont la médecine est comme sa physiologie, toute de faits et d'expérience, a proposé une division qui, quoique très-large encore, sépare néanmoins les différences les plus tranchées. Comme lui nous reconnaissons deux formes principales au choléra grave : l'une, qu'on pourrait appeler *sthénique*, parce qu'elle est accompagnée d'un appareil de souffrances aiguës, qui est caractérisée par une lutte de tous les systèmes contre la cause morbide, par le refroidissement général, l'asphyxie, la couleur bleue, les évacuations abondantes, les crampes douloureuses, une agitation continuelle ; et l'autre, qu'on pourrait appeler *asthénique*, parce qu'elle n'offre aucun des symptômes violens de la première forme, mais un collapsus général des forces, sans douleur, un anéantissement qui a l'apparence du calme, et qu'on prendrait plutôt pour

une maladie chronique que pour une maladie aiguë, si, comme la précédente, elle ne se terminait par la mort en peu de jours. Ces deux nuances
nous paraissent surtout importantes à établir en
ce qui concerne le traitement. Nous nous étendrons davantage sur chacune d'elles à cette occasion. Pour le moment, il nous suffit de signaler
leur existence et d'en indiquer rapidement les
principaux caractères. Ces deux divisions pourraient et devraient se subdiviser en espèces et en
variétés. La première, le choléra sthénique, comprend en effet quelques choléras avec des douleurs
épigastriques et intestinales très-vives. C'est à
ceux-là qu'il faudrait rapporter le choléra-*gastrite*
de M. Broussais. C'est cette espèce qui offre le
plus de symptômes d'une lésion des organes digestifs, lésion qui n'est encore que nerveuse dans la
période algide, mais qui, faute de précautions, se
transforme en véritable gastrite, ou gastro-entérite dans la période de réaction. En faisant cette
concession à M. Broussais, nous lui donnons une
preuve de notre impartialité; mais il ne faut pas
qu'il y voie, lui ou les siens, autre chose qu'un
assentiment donné aux faits et non à sa doctrine.
Pour qu'il ne dénature pas cette concession, et
pour en indiquer tout de suite la mesure à ceux
de nos lecteurs qui n'en verraient pas immédiatement les limites, nous allons les leur indiquer
en peu de mots.

M. Broussais prétend que tous les cas de choléra sont des gastrites, et il se fonde sur les symptômes qui se rapportent durant la vie au système digestif et sur les lésions qu'on y rencontre après la mort. L'observation dit qu'il n'y a qu'un certain nombre de cholériques chez lesquels la douleur épigastrique et abdominàle révèle la concentration de l'influence morbide vers ces organes. L'observation dit de plus que, dans un grand nombre de cas, il n'y a aucune sensibilité à l'épigastre, ni aucun autre symptôme de gastricité. Enfin l'observation démontre que dans la période algide tout le corps est froid, les muqueuses aussi bien que la peau, l'estomac comme la langue; par conséquent tout l'organisme est dans un état d'incapacité absolue pour l'inflammation, qui serait déjà la réaction. Ainsi en admettant un choléra-gastrite, nous ne l'admettrions ni dans tous les cas, comme M. Broussais, ni dans toutes les périodes du choléra sthénique, mais dans la période œstueuse d'une espèce seulement, du choléra gastrique. On voit qu'il y a loin de cette concession à une adhésion même partielle à la doctrine physiologique. Nous reviendrons sur cette question en traitant de la nature du choléra.

Indépendamment de ces deux formes principales du choléra grave, il est indispensable d'admettre un état préliminaire, qui a aussi ses formes particulières, son existence, sa marche, ses caractères et son traitement à part : nous voulons parler de la *cholérine*. Ce mot, qui n'a d'autre prétention que d'indiquer la liaison de nature qui existe entre un ensemble de symptômes déterminés et ceux du choléra, a l'avantage de présenter à l'esprit, d'un seul coup, un état morbide qu'il serait peu logique de désigner par le même terme qu'une maladie grave et presque toujours mortelle. Les reproches qu'on a adressés à cette dénomination seraient fondés s'il n'y avait de cholérines que celles qui commencent absolument le choléra, qui ne sont que les premiers degrés du choléra imminent. Mais on a vu, et nous l'avons vingt fois répété, la cholérine avec tous les caractères qu'elle avait durant l'épidémie du choléra, on l'a vue, disons-nous, parcourir toutes ses périodes dans les pays qui n'étaient pas encore envahis par le fléau. Il faut bien alors, pour caractériser la parenté qui existe entre cet état et le choléra, une désignation spéciale. Nous insistons sur ce point, parce que, consacrant un mot propre à une maladie qui annonce le choléra, qui même, lorsqu'il règne, peut être considérée comme le premier degré de son développement, on appelle ainsi l'attention des médecins et de la population sur une affection qu'on ne peut jamais trop tôt combattre, puisque, d'après l'observation de l'épidémie de Paris, 8 cholériques sur 9 ont commencé par avoir la cholérine. Nous n'avons

pas besoin d'indiquer ici les caractères de cette affection : notre but est de signaler les faits omis,
de rétablir l'importance de ceux que M. Broussais a réduits par caprice ou par système, et non de
composer une monographie du choléra. M. Broussais avait confondu pêle-mêle tous les symptômes
du choléra, il avait confondu deux affections qui,
quoique liées par leur nature, doivent être considérées à part, et nous avons signalé les divisions
principales du cadre épidémique, laissant à de plus
habiles le soin de les remplir, et à l'observation
prolongée de compléter les matériaux nécessaires
à une histoire générale du choléra-morbus.

Il ne nous reste plus qu'un point à examiner en
ce qui concerne l'histoire phénoménale des symptômes du choléra ; nous voulons parler de la considération de leur ensemble. A plusieurs reprises
nous avons fait remarquer ce vice de la méthode
de M. Broussais, qui consiste à choisir un symptôme, à rompre les liens qu'il a avec d'autres
symptômes, à lui donner des rapports de connexion et de succession qu'il n'a pas : ce reproche devient plus sensible à mesure qu'on envisage le choléra dans ses plus grandes dimensions.
Comme toutes les maladies, le choléra a une physionomie et une existence à part, dont on ne peut
se faire une idée qu'en embrassant du même coup-
d'œil tous ses phénomènes, tous ses caractères,
toutes ses périodes, son unité. Cette unité nous

ne la proportionnons jusqu'ici qu'à ses symptômes ; ce n'est encore qu'une unité partielle
qui rentre dans un tout plus complexe, celui de la
maladie complète. Mais il suffit de sentir l'importance de cette manière d'envisager les choses,
pour comprendre la portée du nouveau reproche
que nous adressons à M. Broussais. Après avoir
considéré chaque symptôme, réduit à l'observation étroite de sa doctrine, il se contente de cette
analyse fractionnée, qui ne donne aucune idée de
la maladie. Ce n'est pas ainsi qu'on laisse à une série
de phénomènes leur valeur et leur signification
naturelles ; il fallait faire sentir toute l'utilité qu'il
y a à considérer le choléra tout entier, dans toutes
ses dimensions ; il fallait montrer que les symptômes du choléra, aperçus dans le tableau vaste qui
les représente, expriment une affection à part,
affection qui ne peut être confondue avec aucune
autre ; mais c'eût été faire la critique de lui-même,
et l'on conçoit que, malgré l'entraînement de la
vérité, auquel M. Broussais a quelquefois cédé
malgré lui, il y a résisté autant qu'il a pu, et
surtout dans les circonstances aussi capitales que
celles que nous venons de signaler.

Ainsi, relativement aux symptômes considérés :

1° sous le rapport de leur invasion, il a généralisé
quelques cas particuliers, fréquens sans doute,
mais qui ne constituent pas les seuls modes d'in-

vasion du choléra ; il n'admet d'autre invasion que par les phénomènes gastriques ;

2° Sous le rapport de leur ordre de développe-ment, il a subordonné aux symptômes gastriques certains phénomènes généraux du choléra , l'anéantissement de la circulation, le froid, les crampes, qui les précèdent dans un assez grand nombre de cas ;

3° Sous le rapport de leur mode de succession , il a omis de signaler l'enchaînement presque absolu de plusieurs périodes, et de tirer de ce mode de succession un caractère propre à la maladie ;

4° Sous le rapport de leur spécialité, il les a confondus tous dans un même cadre , dans une même description , sans conserver aux principaux la signification particulière qu'ils ont dans l'expression des différentes formes de la maladie ;

5° Enfin, sous le rapport de leur totalité, il a commis l'erreur plus grave que toutes les autres, de ne pas envisager le choléra dans son unité symptomatique, dans l'ensemble des rapports que les symptômes du choléra ont entre eux, et leur connexion naturelle.

Toutes ces omissions et ces perversions que nous venons de signaler ne constituent encore que la critique de l'histoire phénoménale du choléra, telle que l'a présentée M. Broussais ; il a de plus soumis chacun de ses symptômes à une explication physiologique, il leur a donné une signification doctrinale qu'il nous reste à examiner. Cette seconde partie de notre tâche viendra naturellement après l'exposé des lésions anatomiques, et nous fournira l'occasion de traiter de la nature du choléra, où chaque symptôme et chaque lésion anatomique auront la signification qui leur appartiennent.

CHAPITRE V.

L'anatomie pathologique du choléra est fort peu
avancée. A coup sûr, les occasions d'observer
n'ont pas manqué, mais on n'y a pas apporté un
esprit d'observation convenable. En présence des
désordres occasionés par cette maladie, on s'est
plutôt étudié à les rapprocher de ceux qu'on
trouve à la suite de beaucoup d'autres affections,
qu'à les décrire tels qu'ils sont et avec toutes les
circonstances qui les caractérisent. C'est la conséquence d'un préjugé fort général. Nous nous dé-
fendons difficilement de chercher les analogues des
choses que nous connaissons en présence des choses
que nous ne connaissons pas. Ce qu'il fallait faire
pour l'anatomie pathologique du choléra, c'était
de préciser rigoureusement les altérations, de les
décrire, abstraction faite de toute idée d'inflammation; en effet en les présentant sous cette dénomination, on néglige une foule de nuances
anatomiques inutiles pour ceux qui les re-
gardent d'avance comme des traces d'un même
travail morbide, mais essentieles, mais indispensables, aux yeux de l'observateur, et de l'expéri-

mentateur, pour qui elles peuvent renfermer des indications différentielles d'une grande impor-tance. Donnons quelques explications à ce sujet.

Je suppose un centre de fluxion permanent sur un organe, et que cette fluxion parvienne à y déter-miner une véritable inflammation, c'est-à-dire à provoquer un mouvement de réaction persistant, accompagné d'une modification intime du tissu, telle qu'on la reconnaît généralement dans l'in-flammation franche ; je suppose que non loin de ce point enflammé, une cause mécanique quel-conque ait déterminé la congestion purement passive d'un autre organe ; enfin, que par une complication de circonstances telles qu'il les fau-drait pour produire ces trois résultats différens, il y ait stase du sang dans un autre point plus ou moins rapproché des deux premiers, en un mot, arrêt et défaut de circulation ; à coup sûr, les trois effets produits, analogues au premier aspect, pour un observateur inattentif ou à idée préconçue, présenteront quelques différences à qui les étudiera dans leurs moindres nuances. De même en présence d'une maladie qui laisse géné-ralement de grands désordres dans le tube digestif, n'est-il pas de la plus haute importance de dé-pouiller toute idée d'analogie entre ces altérations et celles qui accompagnent beaucoup d'autres ma-ladies ! car y eût-il des rapprochemens possibles, l'énoncé pur et simple des caractères de la lésion,

de son siége, de sa profondeur, de ses dimensions, de son aspect, etc., n'empêcheront pas ces
rapprochemens, et la description conservera l'a-
vantage de les présenter à l'esprit tels qu'ils sont,
et tels qu'ils doivent être pour occuper leur rang
dans l'énoncé historique et phénoménal de la maladie. Cette méthode est la seule bonne : c'est celle
qui conduit à des résultats généralement utiles ;
utiles pour les systématiques comme pour les observateurs purs, car elle leur retrace des faits
matériels et certains ; libre à eux de les inter-
préter suivant leur doctrine et le besoin qu'elle
en a.

L'observation qui précède renferme un reproche qui s'adresse à beaucoup de médecins,
même à quelques-uns de ceux qui se disent observateurs : mais le reproche est principalement
applicable à M. Broussais et aux anatomistes de
son école. Ils ouvrent un cadavre : au lieu d'enre-
gistrer purement et simplement ce qu'ils ont sous
les yeux, et en termes assez clairs pour retra-
cer aux autres ce qu'ils ont vu, ils se bornent à
dire : là, il y avait des traces d'inflammation ; là,
une inflammation de tant de pouces, de tant de
pieds, sans laisser au lecteur le moyen de vérifier
l'exactitude de leur jugement, et comme s'il ne
pouvait y avoir dans ces altérations si nombreuses
et si complexes des résultats d'une nature différente. C'est ainsi que, dans l'une des dernières

séances de l'Académie de médecine , un des partisans de la doctrine physiologique , car elle en compte encore , a annoncé qu'il avait trouvé dans les intestins des cholériques des inflammations de *vingt-cinq pieds de longueur!* Nous verrons plus bas quelle confusion entraîne une pareille manière d'exprimer les faits. Pour le moment, nous nous bornons à constater *à priori* et par le secours de la méthode, le vice radical de toutes les observations anatomiques de l'école de M. Broussais. Les faits nous fourniront un autre genre de preuves.

A l'occasion des symptômes du choléra, nous disions que M. Broussais paraissait avoir circonscrit l'épidémie à quelques-unes des salles du Val-de-Grâce. Ici cette remarque n'est plus une conjecture : c'est un fait attesté par M. Broussais lui-même. Bien plus , il déclare que les nécropsies sur lesquelles il s'appuie sont dues à M. Husson fils, chirurgien sous-aide au Val-de-Grâce, jeune homme d'un zèle infatigable (c'est le maître qui parle), et l'un des élèves les plus distingués de son école. De telle manière, que dans ce procès si important, d'où dépendent la vie ou la mort de tant d'individus, ainsi que le dit M. Broussais, les décisions seront basées sur les observations d'un jeune homme, du zèle le plus infatigable sans doute, mais d'un jeune homme dont toutes les recherches se sont bornées à quarante autopsies de cholériques du Val-de-Grâce. Qu'on remarque bien ce fait : toute l'anatomie pathologique qui sert de base à la doctrine physiologique du choléra a été fournie par quarante cholériques des salles de M. Broussais. Voyons maintenant de quelle autorité peuvent être ces recherches, et par la manière dont elles ont été dirigées, et par les résultats qu'elles ont fournis.

Indépendamment des reproches déjà énoncés et qui s'adressent à tous les anatomistes de l'école de M. Broussais, celui dont il vient d'emprunter le scalpel en mérite beaucoup d'autres. Partant de cette idée, qu'il devait chercher partout des traces de gastrite, peu lui a importé de savoir si les lésions seraient différentes à telle ou telle époque de la maladie, avec telle ou telle forme, tel ou tel symptôme. Au lieu d'établir des divisions basées sur les principales circonstances du choléra, de sa durée, de ses phases, il a ouvert tous les cadavres comme ils se sont présentés, sans distinction de périodes, d'ancienneté, d'intensité, de rapidité de la maladie. Cependant un grand nombre d'observateurs avaient avancé que les lésions cadavériques sont moins nombreuses et moins fréquentes, lorsque le malade succombe en quelques heures ; plusieurs avaient affirmé qu'au début des épidémies, les altérations du tube digestif sont beaucoup plus rares ; un grand nombre enfin avaient prétendu n'avoir jamais trouvé d'inflammation franche lorsque la mort était survenue dans la période algide, se fondant sur ce que dans cette période aucune réaction et par conséquent aucune inflammation n'est possible. Voilà des assertions qu'il était important et indispensable de vérifier avant d'établir un système. Pourquoi M. Husson fils ne l'a-t-il pas fait? parce que, digne émule de son maître, il ne pouvait appliquer à ses nécropsies une méthode dont les résultats l'eussent conduit infailliblement à des conclusions opposées à celles qu'il cherchait. Au lieu de cela, il s'est servi de la méthode écourtée du physiologisme et il est arrivé à des résultats de la même nature.

La première conséquence qu'on peut tirer de ses nécropsies, c'est que tous les organes, à très-peu d'exceptions près, se sont montrés plus ou moins gorgés de sang. Les enveloppes du cerveau, le cerveau lui-même, les enveloppes de la la moëlle, le cœur, l'estomac, les intestins, le foie, les reins, la vessie, les muscles et quelquefois les plexus nerveux ont présenté tour à tour ou simultanément des traces de congestion. On ne peut pas bien dire à quel degré, ni avec quelles circonstances; car, la plupart du temps, le néophyte du Val-de-Grâce se borne à affirmer que dans tel point il y avait beaucoup d'inflammation, dans tel autre il y en avait moins, et ailleurs il n'y en avait pas du tout. Ses autopsies paraissent avoir été rédigées spécialement et uniquement pour prouver qu'il est digne des éloges de son maître, c'est-à-dire qu'il croit fermement à une gastrite dans le choléra. Toutefois ses autopsies en disent plus qu'il ne fallait; malgré les épurations que M. Broussais à dû leur faire subir, il en a laissé subsister quelques circonstances peu propres à servir sa doctrine. Mais avant d'aller plus loin, profitons d'un aveu échappé à M. Husson fils.

M. Husson déclare en tête de ses procès-verbaux, recueillis, notez bien, au Val-de-Grâce, et dans les salles de M. Broussais, que les lésions sont d'autant plus appréciables que les malades ont été *moins saignés*, et que le traitement a été *plus stimulant!* Que les malades ont été moins saignés, passe encore, quoiqu'il soit difficile de trouver des cas de ce genre dans les salles de M. Broussais. Mais des cas où le traitement a été *plus stimulant!* Je n'y comprends rien. Quoi, M. Broussais stimulerait aussi ses cholériques ! il y aurait donc au besoin quelques accommodemens avec la doctrine physiologique ; car si l'observation de M. Husson est vraie, les cholériques de M. Broussais sont quelquefois stimulés. Notez bien qu'il ne s'agit même pas d'un fait exceptionnel, mais de plusieurs faits.. Il est dit dans le procès-verbal de M. Husson , et écrit en toutes lettres (page 57), que les lésions ont été d'autant plus apparentes que le traitement a été plus stimulant. Or, le mot *plus* suppose des termes de comparaison,

c'est-à-dire plusieurs cholériques stimulés. Donc,
sur les 4o cholériques ouverts par M. Husson,
un, deux, trois, quelques-uns enfin, ont été
traités par les stimulans! Voilà donc le maître
trahi par le disciple, et M. Broussais assez peu
clairvoyant pour n'avoir pas remarqué cette naïveté. De deux choses l'une, ou bien M. Husson
manque d'exactitude, ce qui n'est pas probable,
ou M. Broussais traite ses cholériques par les
stimulans. Découverte précieuse pour expliquer les
3g cholériques sur 4o qu'il guérit, et pour juger
ses emportemens contre l'éclectisme, dont il fe-
rait pourtant son profit. Qu'on ne crie point à la
surprise, qu'on ne s'imagine pas qu'il y a là seulement inadvertance de la part de M. Husson.
M. Broussais dit lui-même, dans cinq ou six en-
droits de son livre, qu'il a toujours *vu* les choléras
traités par les stimulans, produire plus rapidement
la mort, s'accompagner de lésions organiques plus
étendues et plus profondes. Or M. Broussais et
ses collaborateurs n'emploient que la méthode
antiphlogistique! Il faut donc, ou bien que
M. Broussais stimule quelquefois ses malades, ou
bien qu'il déclare avoir vu ce qu'il n'a pas vu, et
dans l'alternative, je préfère la première opposition comme plus honnête.

Des traces de congestion dans presque tous les
organes et des traces d'inflammation dans le tube
digestif, voilà ce que, suivant le secrétaire de

M. Broussais, on remarque à l'autopsie des cholériques. Il faut y ajouter quelques taches rouges, violettes, ecchymosées, répandues le long
du bord gauche du cœur et sur l'oreillette du
même côté. C'en est assez pour la doctrine physiologique, et même beaucoup trop, car elle n'a-
vait besoin ni de la congestion générale, ni de ces
taches rencontrées sur le cœur. Mais l'anatomie
pathologique du choléra a été étudiée ailleurs que
dans les salles du Val-de-Grâce, et par malheur
les résultats ne s'accordent pas toujours avec ceux
que mentionne M. Broussais.

Relativement au nombre des altérations, beaucoup de médecins ont souvent constaté une rougeur très - prononcée de la muqueuse des voies
respiratoires, quelquefois avec production d'une
écume sanguinolente ; d'autres ont vu la coloration en rouge des os ; d'autres la congestion et le
ramollissement des reins, principalement de la
substance mamelonnée ; d'autres des altérations
caractéristiques du tube digestif, des granulations
blanches d'une nature particulière, la gangrène
de certaines parties extérieures ; enfin la plupart
des médecins de tous les pays, certaines altérations du sang, dont l'anatomiste du Val-de-Grâce
ne paraît pas s'être douté. Il nous suffit de rappeler tous ces faits pour démontrer leur existence :
nous les avons consignés avec détail dans la *Gazette médicale*, et il serait trop long de les re-

11

produire ici. Relativement à la fréquence et au siége de ces altérations, une foule d'auteurs ont constaté dans les épidémies de Moscou, de Pologne, de Berlin, de Sunderland, de Londres, et plus récemment à Paris, 1° que dans un assez grand nombre de cas, au début des épidémies surtout, la mort arrive sans laisser d'altérations appréciables dans aucun organe; 2° que le tube digestif reste blanc, avec toutes les conditions qu'il présente à l'état sain, moins quelques granulations blanchâtres; 3° qu'avec cette absence de coloration intestinale coïncide un état de congestion apparente sur plusieurs autres organes, le cerveau, la moelle épinière, leurs enveloppes, la muqueuse trachéale; 4° que les mêmes altérations se rencontrent dans plusieurs organes à la fois. Ainsi on a trouvé la matière floconneuse des évacuations cholériques dans les bronches, dans les reins, dans la vessie, en même temps que dans les intestins.

Enfin, en ce qui concerne la nature propre des altérations, il a confondu des états physiques différens sous la dénomination commune d'inflammation. Cette proposition sera mise dans tout son jour lorsque nous traiterons de la nature du choléra. Mais avant d'aborder cette question et en nous bornant toujours à l'énoncé pur et simple des faits anatomiques, il nous est déjà facile de prouver que M. Broussais et tous les anatomistes

de son école ont pris souvent des simples colorations, des congestions mécaniques ou des stases
de sang veineux, pour des résultats phlegmasiques.
Cela résulte des expériences que M. Magendie a
communiquées dans ses leçons au collége de
France (1). Cet habile physiologiste avait premiè-
rement fait remarquer que la coloration bleuâtre
des tégumens des cholériques était due à la suspension de la circulation. Il se fondait sur ce que les
recherches expérimentales faites à l'aide du mi-
croscope, les dissections et les injections, ont toujours démontré que le premier effet de l'inflammation est l'oblitération des vaisseaux capillaires
par lesquels le système artériel communique avec
le sang veineux. Partant de ces recherches, M. Magendie a injecté de l'eau dans les principales ar-
tères de cholériques, et il l'a vue refluer dans les
veines. Pour prouver plus complétement que la
coloration des intestins n'est pas toujours due à
l'inflammation, mais bien à une simple congestion ou à la stagnation, M. Magendie a fait les deux
expériencés suivantes :

Dans la première expérience, dans celle de la
congestion, il a fait isoler sur un chien une anse
intestinale, ne communiquant plus avec le corps
que par une artère et une veine mésentérique; il
a fait placer une ligature sur la veine, et l'artère

____

(1) Voir le n° 40 de la *Gazette Médicale.*

est demeurée libre. L'anse a été ensuite replacée dans l'abdomen. Le cœur continuant ses impulsions a poussé le sang dans l'artère, et le sang, arrivant en abondance, s'est répandu dans le tissu de l'intestin et a distendu la veine jusqu'à l'endroit où se trouvait la ligature. Ici le sang n'est pas resté en stagnation. Il a été pressé par les efforts du cœur ; et la veine, le tissu de l'intestin, l'artère elle-même, ont été distendus, d'où il est résulté une nouvelle congestion. M. Magendie a montré l'intestin à son auditoire ; il était d'un rouge livide, noir.

Dans la seconde expérience, dans celle de la stagnation, tout est semblable à la précédente ; mais au lieu de la veine on a lié l'artère qui se rend à l'intestin, on a empêché l'abord du sang, et il est arrivé ce qui arrive dans le choléra quand le cœur vient à ne plus se contracter avec assez de force pour pousser le sang dans le canal intestinal. Tout le sang contenu dans l'artère a été poussé dans les capillaires, et ceux-ci étant élastiques, surtout ceux qui appartiennent au système artériel, l'ont poussé dans le système veineux. Arrivé là, le sang est demeuré en stagnation, parce qu'une force d'impulsion lui manquait pour aller plus loin. Dans cette seconde expérience, l'intestin était d'un rouge clair : les veines étaient légèrement distendues.

Voilà deux faits d'expérience purs qui établis-

sent d'avance les résultats auxquels nous condui-
ront infailliblement les déterminations de la méthode , savoir : que la plupart des colorations des
congestions intestinales qu'on rencontre chez les
cholériques ne sont nullement inflammatoires ;
mais des effets plus ou moins constans de la maladie : cette proposition sera mise hors de doute
par ce qui va suivre.

CHAPITRE VI.

DE LA NATURE DU CHOLÉRA, ET DU CHOLÉRA
CONSIDÉRÉ COMME UNE GASTRO-ENTÉRITE.

Quelle est la nature du choléra? Cette question est à la fois si importante et si difficile, que nous croyons, avant d'aller plus loin, devoir en préciser le sens et les limites. Si tout le monde entendait les principes de la pathologie générale de la même manière, nous pourrions nous dispenser de cette discussion; mais demandez à dix médecins ce qu'ils entendent par *nature* d'une maladie, il en est peu qui s'accordent sur la signification à donner à ce mot, et, disons-en la raison tout de suite; c'est qu'habitués depuis quelques années à ne voir dans les maladies qu'une lésion d'organes circonscrite, et toute limitée à ce qu'elle offre de phénomènes organiques, ils ont oublié ce que les médecins observateurs avaient entendu par cette importante signification. Heureusement que, si notre époque n'a pas repris tout-à-fait encore l'étude des maladies, telle que la concevaient les anciens maîtres de la science, c'est-à-dire dans tous les élémens et toutes les circonstances qu'elles comportent, le plus grand

nombre est aujourd'hui disposé à accueillir la vérité, de quelque part qu'elle vienne. Lassé d'une
doctrine usée qui n'a plus rien à produire, chacun écoute au moins avec cet état de neutralité
qui est une disposition favorable pour juger les
choses ce qu'elles sont. On voit que nous avons
autant de confiance dans nos juges que M. Broussais : nous n'aurions pas dit la même chose il y a
six ans.

Il est fort difficile de définir ce qu'on ne connaît pas, ou ce qu'on ne connaît que par analo-
logie. Dans ce cas, pour plus de clarté, il faut définir d'abord par des exemples, et voir ensuite
jusqu'où la définition philosophique est possible ;
ainsi, la nature d'une maladie c'est ce qui fait
que la rage, la variole, la goutte, la syphilis, la
pustule maligne, n'ont aucune analogie entre elles,
c'est-à-dire que ces maladies, indépendamment des
formes spéciales qu'elles revêtent, ont dans leur
existence un élément constitutif tout-à-fait dif-
férenciel, élément en vertu duquel elles ne sont
et ne peuvent être qu'elles, et, quelque méta-
morphose qu'elles subissent, elles conservent au
fond des traces de leur origine. On peut ramener
cette proposition à une formule déterminée, en
disant que la nature d'une maladie c'est sa cause
première, essentielle, y compris le mode spécial
d'action de cette cause sur l'organisme. Ce n'est
que représenter la difficulté sous d'autres formes,

mais c'est la réduire à ses deux termes les plus précis, dont l'un est quelquefois définissable et l'autre presque toujours caché sous les mystères de la vie. Toutefois, voyons jusqu'où peut pénétrer l'analyse dans une détermination de ce genre.

Un homme prend une certaine dose de poison ; il éprouve des vomissemens, de la douleur, de la chaleur à l'estomac, enfin tous les symptômes d'une irritation gastrique. La nature de cet empoisonnement sera-t-elle dans les formes qu'il revêt, ou dans la nature même de la substance qui l'aura produit? Elle sera dans la nature de cette substance, et dans la modification particulière qu'elle aura imprimée à l'économie ; car c'est elle qui peut rendre raison des symptômes, de leur ordre de manifestation, du pronostic de la maladie, du traitement qui lui convient, et pour en neutraliser l'élément générateur, et pour en combattre les effets. Dans ce cas les symptômes gastriques ne seront que la forme de l'empoisonnement, forme qui ne suffira ni pour caractériser la nature des accidens, ni pour conduire au contre-poison spécial qui leur convient. Il y a donc ici une nature particulière d'empoisonnement, laquelle peut être différente avec les mêmes formes, car beaucoup de poisons déterminent une irritation gastrique, sans pour cela réclamer les mêmes remèdes.

Voici un autre exemple. Un homme a long-temps travaillé dans une fabrique de plomb; il est pris de coliques violentes, avec sensibilité très-vive de l'estomac, et même vomissement et fièvre, ce qui n'arrive que très-rarement; quelle sera la nature de cette maladie? Pourra-t-on la dire in-flammatoire, irritative? Mais ce ne serait qu'ex-primer la forme de la maladie. Dans ce cas comme dans le précédent, la nature de la ma-ladie consiste dans un empoisonnement déter-miné, lequel produit tels et tels symptômes qui sont sa forme, et réclame tel et tel traitement, non pas en vertu de cette forme, mais en vertu de la nature du mal, c'est-à-dire de sa cause particulière; en prenant toutefois en considération la forme, quand elle s'exprime par des phénomènes assez graves pour fixer à part l'attention du médecin.

Dans les deux exemples qui précèdent, l'un des termes de la nature de la maladie est connu; on sait si c'est un empoisonnement végétal ou minéral par la jusquiame, la belladone, l'arsenic, le sublimé ou le nitrate d'argent; on sait qu'indépendamment des moyens réclamés par les symptômes, la nature du poison en réclame d'autres, soit évacuans, soit neutralisans, qui arrêtent tout d'abord le déve-loppement des phénomènes morbides.

Il y a donc dans les maladies une grande diffé-rence à établir entre leur nature et leur forme. Mais, dira-t-on, quand leur nature n'est pas con-

nue, il faut bien s'attacher à leur forme : oui,
sans doute, mais en tenant compte de la différence
de nature lorsqu'elle est marquée dans ses résultats ; car si elle n'est pas connue ou au moins dé-
terminable dans l'un de ses deux termes, elle peut
encore avoir une existence réelle et attestée par
ses effets. La syphilis, par exemple, a une nature
particulière qui n'est pas définissable, mais cette
nature, aux yeux du médecin observateur, existe :
elle se révèle par diverses propriétés que d'autres
n'ont pas ; par sa contagion, par certaines lois de
développement, et même par certaines formes, et
surtout par son traitement. Ici la nature de la maladie est constatée par ses effets, et quoique cette
nature n'ait aucun moyen d'être appréciée directement, il ne faut pas moins en tenir compte
comme d'un élément capital de détermination, et
d'indication thérapeutique.

Nature et formes des maladies sont donc deux
choses fort différentes à considérer, et l'une n'est
pas acceptable pour l'autre, sans faire commettre
une omission qui peut devenir la source de graves
erreurs. Citons encore un fait.

Un homme éprouve de la fièvre, il a la figure
rouge, de la torpeur et il porte au col une pustule
maligne. Saignez-le, traitez-le uniquement comme
ayant de la fièvre, la figure injectée et la tête
lourde, et vous le tuerez. Au contraire, ayez
égard à la nature de la maladie, à sa spécificité,

et vous la guérirez au moyen de la cautérisation. Pourtant il y avait dans les symptômes du malade une forme propre à d'autres maladies réputées inflammatoires, forme qui ne devait ni prévaloir sur la nature de la pustule maligne, ni faire négliger cette nature quoiqu'on en ignorât l'essence particulière.

Enfin, pour nous rapprocher du livre de M. Broussais, terminons par l'exemple qu'il invoque lui-même, et sur lequel il s'appuie, la variole. « Je compare le choléra à la petite vérole, dit-il, dont nous ne connaissons pas davantage la cause première, et à l'égard de laquelle nous sommes réduits absolument aux mêmes ressources que pour le choléra, c'est-à-dire que nous ne pouvons que combattre l'inflammation et nullement neutraliser la cause de son extrême intensité. » Certes les pustules de la variole, quoique revêtues de caractères propres, ont néanmoins la forme inflammatoire ; c'est-à-dire qu'elles sont rouges, gonflées, douloureuses, mais c'est là que s'arrête leur analogie avec les inflammations pustuleuses simples. La nature de la variole est spécifique. Si elle est inconnue dans son essence, on ne peut la méconnaître à sa propriété contagieuse, à ses périodes si régulières, si définies, à la faculté qu'elle a d'être neutralisée par la vaccine, et enfin de n'attaquer ordinairement qu'une seule fois le même individu. Il est vrai que la forme inflammatoire

fournit ici une indication pratique d'un grand
poids, mais qui ne renferme pas tout le traitement
de la maladie, et cette forme ne permet pas plus
de confondre la nature spécifique de la variole
avec celle de l'inflammation pustuleuse simple de
la peau, que la rougeole ne peut l'être avec la
gale, abstraction faite des différences établies sur
leurs caractères physiques.

Ce qui précède suffirait pour renverser en principe les prétentions de M. Broussais. En effet,
fût-il fondé à établir qu'il y a constamment inflammation des voies digestives dans le choléra,
qu'il ne lui serait pas permis de conclure que le
choléra n'est qu'une inflammation. Il y aurait
toujours en plus l'élément principal de la maladie,
la cause épidémique, qui fait qu'avec des formes
quelquefois analogues à celles du choléra de nos
contrées, le choléra épidémique a une nature particulière, nature que nous constaterons partout,
aussi bien chez les malades qui n'ont que des
crampes, du froid et la cessation du pouls, que
chez ceux qui offrent tous ces phénomènes avec
la cyanose, les déjections alvines, les vomissemens; enfin l'appareil des symptômes les plus for-
midables. Répétons-le, la nature d'une maladie
n'entraîne pas plus absolument les mêmes formes,
que les mêmes formes n'accusent absolument la
même nature d'affection. La goutte, le rhumatisme et la syphilis se cachent sous vingt groupes

de symptômes différens. Il y a des pleurésies rhumatismales, goutteuses, comme il y a des caries syphilitiques, et chacune des maladies dont ces divers principes s'enveloppent, doit être considérée en dehors du cadre qui la renferme ordinairement. Enfin, ce sont des pleurésies, des angines, des caries d'une nature particulière, dont la forme est celle de toutes les pleurésies, de toutes les angines, de toutes les caries, etc., mais dont le principe générateur suffit pour rompre presque tous leurs liens d'affinité avec les mêmes maladies dégagées de ce principe.

On voit qu'en acceptant les faits tels que M. Broussais les présente, il est impossible d'admettre les conclusions qu'il en tire, c'est-à-dire qu'en supposant avec lui l'existence de la gastro-entérite dans le choléra, on n'est pas fondé à considérer le choléra-morbus comme une simple gastro-entérite, à le classer et à le traiter comme tel, pas plus qu'à regarder la variole comme une inflammation ordinaire de la peau.

M. Broussais ne trouvera probablement pas la démonstration qui précède suffisante : il en reviendra toujours à dire que la nature du choléra n'étant pas connue, il faut la considérer comme non avenue, comme n'existant pas ; et par cette négation, il espère échapper à la rigueur de nos conclusions. Mais nos ressources ne sont pas épuisées, nous n'avons pas, dans ce qui précède, eu la prétention de démontrer complétement que le choléra eût une nature à lui , nous n'avons fait que l'affirmer et en indiquer les preuves principales : mais nous avons posé en principe qu'il pouvait y avoir au-delà de la forme que revêtent les maladies une nature particulière qu'il n'est pas permis de négliger dans leur appréciation et leur traitement. Ce principe une fois clairement établi et démontré , nous avons encore à en faire l'application au choléra, de plus à prouver que le choléra n'est pas une gastrite , mais qu'il conserve dans toutes ses phases, dans tous ses développemens, le cachet de sa nature particulière , et que si quelques circonstances de la maladie autorisent à croire qu'il y ait inflammation , elle n'est qu'accidentelle et non fondamentale. Cette démonstration devra donc avoir deux résultats : celui de rendre notre proposition incontestable et de renverser les échafaudages d'hypothèses et d'explications dont M. Broussais a étayé sa doctrine.

Nous partons comme d'un point parfaitement établi par les exemples rapportés plus haut , que lorsque la nature d'une maladie n'est pas définissable dans un de ses deux élémens, la cause spéciale et l'action intime qu'elle produit sur l'économie, on ne doit pas moins en tenir compte quand elle se révèle dans ses effets, c'est-à-dire dans toute la maladie. Nous avons cité la pustule maligne et la syphilis. Nous ne connaissions ni l'essence du principe qui fait qu'avec quelques formes ou quelques phénomènes inflammatoires ces maladies conservent dans toutes leurs phases un cachet propre; nous ne connaissions pas davantage dans son essence l'altération spéciale produite par ce principe; mais en garde contre les méprises qui résultent d'une application vicieuse de la méthode, c'est-à-dire d'une analyse et d'une comparaison incomplète des différens termes de deux maladies, nous prenons ces différences en grande considération, et c'est de leur somme rapprochée de la cause qui les engendre que nous concluons à la nature particulière d'une affection : voilà notre mode d'agir, notre mesure, notre critérium; servons-nous en pour déterminer la nature propre du choléra.

Le premier caractère de cette maladie c'est sa cause épidémique. Cette cause, nous en avons établi l'existence sur des preuves irrécusables, sur les différens degrés de sa manifestation et sur l'immensité de ses effets. Personne, à l'exception de quelques contagionistes exclusifs, ne nie la réalité d'une cause épidémique dans le choléra : elle est le point de départ de la maladie. Rien n'empêcherait, je le sais, que cette cause ne fût celle d'une épidémie de gastrites; car on a vu des épidémies de ce genre; mais la série des phénomènes qui en dépendent, et que nous allons examiner, reproduirait partout ce principe, et c'est ce qui n'est pas. D'ailleurs, comme nous l'avons suffisamment démontré plus haut, la cause épidémique n'eût-elle produit que des résultats inflammatoires, la maladie qu'ils composeraient tiendrait toujours de son origine épidémique un caractère propre que les gastrites ordinaires n'ont pas. Au reste, nous sommes loin de faire cette concession à M. Broussais ; nous dirons même avec assurance que depuis le premier phénomène qui accuse l'influence épidémique jusqu'à la réalisation complète du choléra le plus violent, tous les phénomènes convenablement interprétés échappent à la pathogénie de la gastro-entérite, et tendent à former du choléra une maladie tout-à-fait particulière.

Que voyons-nous d'abord ? Une gradation de phénomènes appartenant à tout le système vivant, dont quelques-uns ont leur siége dans les voies digestives, mais dont la généralité déborde ce théâtre rétréci que M. Broussais leur assigne. Des vertiges, des syncopes, des lypothymies, des sueurs spontanées, des refroidissemens soudains, sont des effets généraux qu'on pourrait tout au plus attribuer à une première influence sur le système nerveux, parce qu'il est le plus répandu de l'économie. Au milieu de ces symptômes, quelquefois avec eux, quelquefois après eux, se montre une diarrhée d'une nature particulière ; elle est ou non accompagnée de perte d'appétit ; car on a vu des individus conserver leur appétit avec la cholérine. Tous ces symptômes, pris dans leur ensemble ou isolément, ont-ils quelque chose de commun avec les débuts d'une affection inflammatoire du système digestif? Un seul point peut-être, la diarrhée et quelque peu de sensibilité et de pesanteur à l'épigastre. Mais rendons d'un seul mot tout rapprochement impossible en disant que cette prétendue inflammation disparaît instantanément sous l'influence de l'ipécacuanha et même des purgatifs. Cette circonstance, qui, pour nous et pour les médecins sans théorie préconçue, a toute la consistance d'un fait, n'est pour M. Broussais et son école qu'une objection qu'ils repoussent à l'aide d'explications plus ou moins subtiles. Comme les faits de ce genre se représenteront souvent, et qu'en dépit de la mauvaise humeur et des boutades de M. Broussais, nous nous en servirons souvent pour ce qu'ils valent, nous croyons devoir une bonne fois réduire à leur stérilité la plus palpable les réponses vagues et évasives à l'aide desquelles il espère se débarrasser d'un fait aussi concret, aussi matériel que celui-là.

Un malade a la diarrhée, il vomit; vous lui donnez de l'ipécacuanha, et le lendemain il est guéri. Il est guéri! l'entendez-vous? Ce fait s'est répété non pas une fois, mais vingt mille fois durant la dernière épidémie. Nous disons, nous, si les malades qu'on a traités de cette sorte, avaient

12

eu un commencement d'inflammation, nul doute que l'ipécacuanha n'en eût augmenté l'intensité. Vous repondez que le malade a été guéri par révulsion et par dégorgement du système capillaire. Nous allons commenter votre réponse.

La révulsion, d'après votre système, c'est le déplacement d'une irritation d'un point sur un autre. Où était l'irritation quand vous avez donné le vomitif? Selon vous, dans l'estomac et les intestins. Sur quel organe avez-vous agi? Sur la muqueuse intestinale : donc la révulsion aurait été opérée sur l'organe malade : il n'y a pas à sortir de là. Je sais que dans un endroit où vous ne vous comprenez pas vous-même, vous dites fort sérieusement que les gens qui ne se paient pas de pareilles raisons ne connaissent pas toutes les lois et tous les secrets de la révulsion. Pourquoi donc ne les enseignez-vous pas ces lois et ces secrets si profonds? Jusqu'alors nous sommes tenus de nous en rapporter à ce que vous voulez bien nous en confier. Or, dans le cas précédent, qu'avez-vous vu? une irritation, ou une inflammation, guérie par un irritant appliqué sur l'organe qui en était le siége. Vous ajoutez que les irritans, en provoquant l'évacuation des vaisseaux engorgés, *provoquent un flux muqueux qui amortit sur-le-champ l'inflammation!!* La chose merveilleuse! un flux muqueux provoqué par le contact d'un irritant qui fait fonction de cataplasme, d'embrocation émolliente! Est-ce là ce que vous avez voulu dire? L'explication est ingénieuse, mais par malheur ce flux muqueux n'existe même pas ; c'est une hypothèse qui vous sert à bâtir une autre hypothèse. Quoi! un homme avait une diarrhée, des vomissemens, et la matière de ces vomissemens et de cette diarrhée, modifiée par le vomi-purgatif, aurait la propriété de devenir émolliente ! C'est ce que vous écrivez, pourtant : je me hâte de citer la page, car on croirait que j'invente. « On peut quelquefois sans danger stimuler les membranes de rapport, lorsque la mucosité est prompte à paraître, et que *le flux muqueux peut amortir sur-le-champ l'inflammation.* » (Page 52.) Cette explication est tout ce qu'on voudra, merveilleuse, extraordinaire, sublime, mais de quelque manière que vous l'entendiez, soit comme nous l'avons interprétée, soit en considérant le dégorgement comme la cause qui amortit l'inflammation, ce que vos expressions ne disent pas, elle a l'inconvénient d'être en opposition avec les lois mêmes de votre physiologie. La preuve, la voici. Une membrane est irritée et engorgée : l'engorgement n'est, selon vous, que le résultat de l'irritation. Dégorgez au moyen d'un irritant, vous devez accroître l'irritation, c'est-à-dire augmenter la cause de l'engorgement, et par conséquent reproduire et perpétuer l'engorgement. Vous ne pouvez échapper à la conséquence. Un tissu est engorgé en vertu de l'irritation qui y a amené les liquides : si vous dégorgez ce tissu en ajoutant à l'irritation préalable, vous ne pouvez que ramener le premier engorgement avec un développement proportionné à la somme d'irritation que vous avez ajoutée à celle qui existait précédemment. Voilà où conduisent les faux-fuyans de la doctrine physiologique. A l'appui de ces misérables et malencontreuses explications, M. Broussais cite des faits : il parle des érysipèles qu'on guérit au moyen du vésicatoire ; des urétrites, avec les irritans : mais que prouvent ces faits bien interprétés, sinon que ces maladies ne sont pas des inflammations franches ? Nous avons dit plus haut qu'il y avait des groupes de symptômes inflammatoires qui n'étaient que l'enveloppe de maladies d'une autre nature : le traitement, comme le disait Hippocrate, est souvent la pierre de touche qui fait reconnaître la nature des maladies, indépendamment des autres caractères qui l'indiquent. Pour nous, les érysipèles, les urétrites qu'on guérit par les caustiques, sont des érysipèles et des urétrites d'une nature particulière, et la preuve, c'est que si vous essayez de traiter une urétrite franche, produite par l'introduction prolongée d'un corps étranger dans l'urètre, si vous essayez de la traiter par les irritans, vous ne faites que l'aggraver. Ainsi sur cette question des irritans qui guérissent les inflammations, vous êtes vaincus dans les explications théoriques que vous invoquez, et dans les faits mêmes sur lesquels vous essayez de vous appuyer : vos explications poussées à leur conséquence sont contraires à votre doctrine, et vos faits, interprétés dans leur généralité, témoignent contre vos explications.

Cette digression nous a éloigné un instant de la discussion principale, mais elle nous dispensera de revenir sur une question précédemment jugée; elle rendra à des faits d'une grande importance toute leur autorité, et réduira les nouvelles prétentions de M. Broussais à leur ancienne valeur. Reprenons maintenant l'analyse de la première période du choléra.

D'après l'énoncé des symptômes qui accusent le premier degré de l'influence épidémique, on est donc forcé de conclure à l'existence d'une maladie dont le siége déborde l'appareil digestif, et dont la nature n'est pas inflammatoire; mais les premiers malaises qui constituent les prodromes du choléra, et que l'on pourrait rapporter à beaucoup d'affections vulgaires, la gastrite exceptée, prennent bientôt un caractère spécial qui met de plus en plus en saillie la nature originaire de la maladie. La circulation, d'abord douteuse, vacillante, tombe bientôt tout-à-fait, le pouls disparaît, et le cœur lui-même ne donne que des battemens imperceptibles. En même temps que la circulation cesse, que le froid glace les malades de la périphérie au centre, que les crampes se prononcent, que la peau devient violette, que la voix n'est plus qu'un souffle, les vomissemens et la diarrhée, qui ont précédé, accompagné ou suivi cet ensemble de symptômes spéciaux, offrent eux-mêmes de nouveaux caractères propres au choléra. C'est une abondance d'évacuation qu'on ne rencontre nulle part ailleurs, c'est une matière physiquement et chimiquement différente de toutes les matières excrétées dans les autres maladies; c'est en un mot, un assemblage de phénomènes dont chacun, pris isolément, suffirait pour prouver la nature particulière de la maladie, si leur ensemble ne formait un tout bien autrement caractéristique. Aucun médecin, physiologiste ou autre, ne contestera cette vérité, qui n'est point une explication, qui n'a besoin d'aucune explication, mais qui est l'expression pure et simple des faits : savoir, que cet appareil de symptômes ne se retrouve dans aucune autre maladie que le choléra. Cet ensemble a une signification très-expressive et qu'il est impossible de retrouver dans aucune inflammation des voies digestives, à quelque degré qu'on la considère et sur quelque individu qu'on la cherche. Il est impossible de sortir de cette difficulté sans une dénégation de ce qui est matériellement vrai pour tous; car, que M. Broussais se figure la gastro-entérite la plus violente, celle qu'on produira par l'arsenic, l'acide sulfurique, les poisons les plus corrosifs; qu'il se la fasse de toutes pièces et à son gré, avec ulcération, perforation, avec tout le cortége des sympathies; qu'il mette en jeu tout l'organisme ébranlé par cette lésion mortelle d'un de ses principaux organes, et jamais il n'obtiendra la cessation du pouls, accompagné de la cyanose, des crampes, de l'absence de l'urine, et la production du flux cholérique. Toujours il aura *plus*, ou *moins* et *autrement*; il aura des crises nerveuses, des tremblemens convulsifs, des symptômes de réaction cérébrale, du délire, mais non l'*ensemble* des symptômes du choléra. Cependant il devrait, pour être conséquent avec sa doctrine, pouvoir assigner un point ou la gastro-entérite franche, depuis son plus faible degré jusqu'à la gangrène, offre l'analogie du choléra; il aura beau combiner tous les résultats de l'irritation; il aura beau les chercher dans quelques cas exceptionnels d'idiosyncrasie et de tempérament particuliers, jamais il ne retrouvera l'image du choléra. Savez-vous comment M. Broussais se tire de cette difficulté? Il commence d'abord par affirmer qu'il a vu quelquefois un ou deux symptômes principaux du choléra dans des fièvres graves qu'il a naguère rapportées à la gastro-entérite; et d'abord c'est s'appuyer sur des faits contestés; car rien n'est moins prouvé aujourd'hui que la réalité de la gastrite dans quelques-unes des fièvres graves que M. Broussais a ramenées à son type commun. D'ailleurs, qu'est-ce qu'un symptôme considéré isolément? Ne sait-on pas que dans les maladies les symptômes pris un à un ont rarement une signification absolue, mais presque toujours relative à leur connexion avec la totalité de la maladie; de même que le chiffres d'un même nombre tirent toute leur valeur de la position qu'ils occupent? Après ce premier essai de comparaison infructueux, M. Broussais espère faire oublier, par quelques explications, la force imposante du fait de l'existence dans le choléra-morbus d'un appareil de symptômes exclusifs à cette maladie. Il espère qu'en expliquant la production de ces symptômes par les lois de l'irritation, on oubliera que les meilleures explications du monde ne sont pas capables d'empêcher qu'il y ait des crampes, absence du pouls, froid glacial, cyanose et production d'une matière particulière dans le choléra, et que tout cela ne serait pas dans la gastrite. Car, en définitive, à quoi tend la doctrine physiologique dans le choléra? A substituer des explications, des hypothèses, à des choses matériellement existantes. Et quelles sont ces hypothèses? De misérables subtilités que repoussent le plus simple bon sens et les notions les plus grossières de la physiologie. Examinons-en quelques-unes.

« Les crampes sont le produit d'une irritation sympathique des intestins sur la moelle épinière : les crampes des extrémités supérieures prédominent dans le cas d'inflammation de l'estomac, et celles des extrémités inférieures, quand l'inflammation porte davantage sur les intestins. » Il n'y a là qu'une difficulté, c'est que M. Broussais part toujours du point à démontrer, c'est-à-dire de l'existence de la gastro-entérite. Or rien n'est moins prouvé, comme nous l'avons vu jusqu'ici. D'ailleurs qui n'a observé des crampes très-douloureuses sans la moindre douleur gastrique ou intestinale? qui ne sait qu'il y a des choléras complets, purement spasmodiques, nerveux, et qu'on a appelés pour cela choléras secs? Où donc est, dans ces cas, l'inflammation sécrétoire dont M. Broussais a besoin pour expliquer et l'absence du pouls, et l'asphyxie, et la cyanose, et l'absence d'urines. C'est pourtant à l'aide de cette mesquine physiologie, qu'il rend compte de tous ces phénomènes importans! Mais, sans chercher à mettre le fond de l'erreur à découvert, ne suffit-il pas de montrer les contradictions manifestes où elle conduit? Quoi! c'est à l'inflammation gastro-intestinale que vous attribuez la diminution des mouvemens du cœur, et comment arrive-t-il que la même cause ait deux effets complétement opposés! Car à quelques heures d'intervalles, vous avez cessation du pouls, et puis précipitation du pouls. Suivant la doctrine, il y a pourtant gastrite dans les deux cas! Que répondre à cela? que, dans un cas, *c'est l'irritation sécrétoire* qui produit l'arrêt de la circulation, et dans l'autre, c'est la *gastro-entérite ordinaire* qui la rétablit. Et M. Broussais croit payer long-temps le public médical avec de pareilles raisons! Bon Dieu! que les gens qui ont acheté l'ouvrage de M. Broussais s'empressent de le lire attentivement! qu'ils aient la bonté, en le lisant, de ne pas oublier qu'ils ont le sens commun, et probablement

la science ne sera pas long-temps à en finir avec
toutes ces théories qui font plus de honte au siècle
qui les accepte qu'elles ne donnent de mérite à
ceux qui les produisent.

Dans l'impossibilité de se mettre d'accord avec
lui-même, à propos de la cessation des mouvemens du cœur, M. Broussais signale bénévo-
lement l'objection qu'on en peut tirer contre sa
doctrine. « Je gagerais, dit-il, qu'on niera que le
ralentissement de l'action du cœur soit l'effet
de l'inflammation de la muqueuse digestive.
On affectera même la moquerie en demandant
gracieusement comment j'entends que l'inflammation qui est connue pour accélérer les pulsations
du cœur, puisse les ralentir dans cette maladie ! »
Oui, nous vous demanderons tout cela, nous ferons plus, nous vous opposerons des faits qui valent
toujours mieux que des explications ! Nous vous
dirons que la cessation de la circulation précède
souvent tout développement de symptômes gastriques. Il y a de la cruauté à nous de relever une
objection que vous avez indiquée ; mais nous l'eus-
sions trouvée sans votre secours ; nous ne la regardons cependant pas comme moins puissante,
parce qu'elle vient de vous ; au contraire, cela
nous fait croire que vous n'avez pu vous la dissi-
muler ; et, semblable aux gens qui, réduits à se
défendre par la générosité de leur adversaire, dé-
couvrent leur poitrine à leurs coups, vous avez
affecté une espèce de courage, bon pour ar-

rêter un coup d'épée, mais qui n'est d'aucune valeur en logique. Montrez-nous vous-même tous
vos côtés faibles, et nous serons assez peu généreux pour y frapper.

Les sécrétions du tube digestif, suivant
M. Broussais, tarissent la source de toutes les sécrétions les plus importantes. C'est de là que pro-
vient la suspension de l'urine et du flux des séreu-
ses. Cette explication, qui est celle de beaucoup de
gens, n'en est pas plus vraie pour cela. Car on a vu
des cas où l'urine était complétement supprimée
sans qu'il y eût d'évacuations alvines. Ce sont
ceux où tous les organes paraissent frappés d'i-
nertie, ceux où l'action du cœur est complétement anéantie. Non pas qu'il faille subordonner
absolument la suspension de la sécrétion urinaire
au défaut de circulation : ces phénomènes, qui se
lient et s'entr'influencent, nous paraissent des
effets d'une même cause. La cessation des fonctions
des reins pour nous est autant due à la diminution
de l'innervation répartie à cet organe, qu'au défaut
de matériaux nécessaires à la sécrétion, qui, par
l'absence de la circulation, cessent d'arriver aux
reins. Ce sont deux faits généraux dont il est difficile de préciser l'influence respective, mais dont
il n'est pas possible de récuser l'association. Quant
à l'influence des évacuations alvines, elle peut y
entrer pour quelque chose, en tant qu'elle em-
ploie une quantité prodigieuse de liquides, mais
voilà tout : c'est une affaire de pure physique :

car si la circulation n'était pas arrêtée, et que le rein continuât à recevoir son contingent d'influence nerveuse nécessaire pour l'entretien de ses fonctions, la sécrétion urinaire persisterait, en moins grande abondance il est vrai, à cause des dépenses nombreuses des sécrétions alvines; mais elle continuerait. Nous n'en voulons d'autre preuve que la réapparition fréquente des urines quand la réaction a lieu, quoique les évacuations intestinales persistent.

On conçoit par ce qui précède tout le mécanisme des explications physiologiques de M. Broussais. Partout c'est l'irritation sympathique de l'estomac; partout c'est la réaction d'une maladie dont il n'a pu démontrer l'existence, et qu'il cherche à établir sur les conséquences mêmes de sa supposition. Toute sa méthode se réduit à ceci : il y a des crampes, cyanose, cessation du pouls, et tous les autres phénomènes du choléra, parce qu'il y a gastrite, et ces symptômes sont des preuves de gastrite, et il oublie que la première chose à prouver c'était l'existence de la gastrite. Nous lui répondrons, en définitive, qu'il a beau prouver physiologiquement tout ce qu'il voudra, les symptômes propres du choléra ne peuvent être pour nous des symptômes de gastrite qu'autant qu'il montrera constamment dans le cholera les symptômes de la gastrite ordinaire et les symptomes du cholera dans la gastrite. Ces deux preuves sont réciproques, et la vérification l'une de l'autre; du moment que l'une manque, l'autre est sans valeur : et qu'est-ce donc quand elles manquent toutes les deux?

Nous n'avons pas besoin, pour compléter la démonstration qui précède, de rappeler que dans la première période du choléra la langue est presque toujours pâle, froide et humide; que le ventre est souple, et souvent sans douleur; que dans cette période, où, suivant les lois de la doctrine de l'irritation, la réaction cérébrale devrait être la plus prononcée, les facultés intellectuelles restent intactes; que le choléra ne se complique d'accidens cérébraux que quand il cesse d'être lui; que les phénomènes propres aux inflammations intestinales ne se montrent tels que dans une autre période, alors que les caractères les plus graves du choléra ont fait place à ceux de la période de réaction. Tous ces rapprochemens, qu'on pourrait multiplier à l'infini, concourent donc à démontrer de plus en plus qu'il est impossible de méconnaître une maladie spéciale dans le choléra, d'une nature à lui, et par conséquent autre que celle de la gastro-entérite.

Mais ce n'est pas là tout le choléra-morbus. Si jusqu'alors la série des symptômes du choléra composant sa première période a échappé à toutes les explications de M. Broussais, combien les autres anneaux de cette chaîne ne repoussent-ils pas toutes ses analogies! Sans parler encore des formes multiples que prend la période de réaction, où toutes les maladies semblent être représentées, et en nous bornant à celle qui favorise le plus la doctrine physiologique, la réaction inflammatoire, que d'opposition avec la gastro-entérite! De même que dans la période algide la congestion interne avait été générale, ou plutôt la stase du sang, car nous regardons les engorgemens sanguins de la première période comme passifs et non comme les produits d'une force concentrique, de même la période œstueuse est l'insurrection de tout l'organisme pour rétablir l'équilibre. C'est tantôt le cerveau, les méninges, l'estomac, le foie, la poitrine, enfin celui de ces organes qui avant le choléra avait une prédisposition plus forte à la congestion inflammatoire. C'est aussi ce qui arrive dans les fièvres intermittentes; la période de chaud succédant à celle de froid détermine diverses inflammations qui n'ont rien d'absolu dans leur siége ni leur intensité. Mais en admettant qu'il puisse se développer des phlegmasies consécutives au choléra, que nous sommes loin de la généralité des faits! Pour qui a vu d'un œil impartial les innombrables méthamorphoses qu'offre le choléra dans la période de réaction, la nomenclature de toutes les fièvres et de toutes les maladies suffit à peine à les caractériser. C'est l'état ataxique, adynamique, muqueux, gastrique, et avec cela tout le cortége des phlegmasies. Je sais bien qu'une telle assertion n'est pas capable de convaincre M. Broussais : il y a long-temps qu'il a réduit ces divers états pathologiques à la simple gastrite. Mais comme l'expérience et la raison ont fait aussi depuis long-temps justice de cette prétention, nous ne nous croyons pas obligés de rappeler tous les faits qu'on lui a opposés, ni de proportionner notre critique aux nouvelles tentatives de M. Broussais. Ces tentatives, pour être jugées à leur valeur, n'ont besoin que d'un peu de mémoire de la part de ceux qui ont assisté aux premières luttes de la doctrine physiologique, et nous nous dispensons de les rappeler.

Ainsi la seconde période du choléra, par son enchaînement presque constant à la première, et par les formes nombreuses qu'elle affecte, ajoute de nouveaux caractères à ceux précédemment énoncés, et qui ne permettent aucun rapprochement, je ne dis pas avec les inflammations, mais avec toutes les maladies connues... Où trouverait-on cette succession et cette spécialité de phénomènes? Où est cet encadrement unique, où sont les élémens pour le remplir? Il a donc fallu une cause toute particulière pour produire de si extraordinaires effets ; car, qu'on ne l'oublie pas, le théâtre de la maladie est le même dans le choléra que dans toutes les maladies ; c'est l'organisme revêtu des mêmes formes, animé des mêmes forces. Il a donc fallu une bien grande différence dans la nature de la cause pour amener des résultats aussi différens.

Cette proposition est maintenant incontestable, et nous pourrions nous dispenser d'ajouter quelque chose à ce que nous avons dit pour en démontrer la vérité : mais M. Broussais, en donnant aux lésions cadavériques du choléra une signification presque absolue, nous oblige à nous arrêter à ce dernier terme de la maladie, et à discuter sa valeur, proportionnellement à l'importance qu'il lui a donnée. Du reste, ce ne sera qu'une occasion nouvelle de le battre en brèche ; car l'anatomie pathologique n'est pas une source de caractères moins utiles que les autres élémens de la maladie, et la doctrine que nous opposons à la doctrine physiologique doit, pour être absolument vraie, se trouver autant à l'aise avec les lésions cadavériques du choléra, que les assertions de M. Broussais s'en trouveront gênées.

Nous l'avons déjà dit, pour que l'on fût fondé à conclure, d'après les lésions anatomiques du choléra, que ces lésions sont le principe de la maladie, il faudrait qu'on les rencontrât dans tous les cas. Or, malgré les dénégations de M. Broussais, et de quelques-uns de ses adeptes, il est démontré qu'un grand nombre de cas de choléra n'ont fait voir aucune trace de lésion dans le tube digestif. Nous n'avons pas besoin de citer les auteurs qui indiquent ces faits ; nous les avons vus nous-

mêmes, et il est inutile de rehausser de quelques
noms propres l'autorité des faits qui sont de l'observation de tout le monde, que tout le monde a
vus, et que tout le monde peut voir encore. Oui,
c'est une chose généralement reconnue, avouée
par la plupart des auteurs qui ont écrit sur le cholera, qu'on trouve à l'ouverture de certains cholériques la muqueuse pâle, blanche, non ramol-
lie, en un mot parfaitement saine. Ces faits ne sont
qu'en petit nombre, je le veux bien : mais un seul
suffit pour renverser une doctrine qui prétend que
le cholera est une gastro-entérite. Quelle que soit
l'importance des lésions du tube digestif dans cette
maladie, importance que nous déterminerons plus
bas, elles n'en peuvent être considérées ni comme
la cause, car dans les cas où elles manquent on
serait forcé d'admettre des effets sans cause, ni
même comme une des conditions indispensables,
car ce serait admettre deux propositions contradictoires. Mais au-delà de cet argument, qui seul
suffira toujours pour opposer un obstacle insur-
montable à la doctrine physiologique, il en est
une foule d'autres qui résultent du rapport des lésions du cholera avec les symptômes, du rapport
de ces lésions entre elles, de leur nature, enfin du
rapport des lésions avec toute la maladie. Quelques remarques sur chacun de ces points com-
plèteront ce que nous avons à dire de la nature du
cholera.

13

Quels sont les cas de choléra où les lésions du tube digestif ne se rencontrent pas? Précisément ceux où la maladie a été la plus violente et la plus rapide ; généralement au début de l'épidémie, quand le cholérique meurt au bout de quelques heures, et pendant la période algide. Cependant, pour conserver le rapport logique des effets aux causes, des lésions plus fortes, plus apparentes, auraient dû correspondre à des symptômes plus graves, ainsi qu'on le voit dans toutes les maladies aiguës. Pour que des lésions entraînent immédiatement la mort, il est conséquent qu'elles doivent être plus graves que celles qui laissent vivre. Ce raisonnement tout naturel trouve son application dans les cas les plus ordinaires de la médecine. Un homme prend du poison corrosif : à certain degré de l'empoisonnement il y a une gastrite, et il combat contre la maladie ; à un degré plus prononcé il y a gangrène de l'estomac, il lutte un peu plus long-temps ; enfin il y a gangrène et perforation, et il meurt. On peut suivre la même gradation d'effets dans la seule inflammation ; car il peut y avoir des inflammations assez vives, assez étendues pour amener immédiatement la mort ; mais toujours la mort est la conséquence proportionnelle des lésions et de leur réaction sur l'organisme. C'est pourtant ce qui devrait arriver dans le cholera. La concentration qui caractérise la période algide devrait favoriser la formation des conges-

tions inflammatoires, ou au moins ajouter à leur
intensité, puisqu'on les suppose déjà exister. Car
de deux choses l'une, ou bien au début de la période algide il y a déjà inflammation, et elle doit
persister, s'aggraver même, pendant cette période,
ce que les faits démentent ; ou bien il n'y a pas
encore inflammation, et alors le cholera n'est pas
une gastrite, la gastrite n'en serait qu'un effet:
Quelle que soit l'option de M. Broussais outre ces
deux propositions, et il est obligé d'en accepter
une, il est, ou bien en contradiction avec les faits,
ou bien en contradiction avec sa doctrine. Si des
faits aussi patens avaient besoin de commentaires,
nous dirions que pendant la période algide l'organisme est jeté dans un état de prostration profonde,
de mort presque complète, et semble obéir à d'autres lois qu'à celles de la vie. Le défaut d'énergie
vitale, de circulation et de calorification rend les
organes incapables de lutter contre tout mouvement fluxionnaire ; ils sont par conséquent dans
l'impossibilité d'opérer une réaction, et encore
moins une inflammation. Le sang accumulé méca-
niquement sur les intestins passe à travers le réseau
capillaire sans y subir d'autre élaboration que le
dépouillement de sa matière colorante. Il s'épan-
che presque en nature dans les intestins, parce
que les vaisseaux ont perdu leur contractilité organique pour s'opposer à son passage, et leur
vitalité pour lui imprimer les caractères propres

à toutes les sécrétions intestinales des autres maladies. Mais ces explications, que nous subordonnons aux faits, ne sont qu'un complément de démonstration que les premiers rendent tout-à-fait inutile.

Avons-nous besoin de répéter ici ce que nous avions déjà dit à l'occasion des symptômes, savoir qu'il n'y a aucun rapport entre les symptômes caractéristiques du choléra et les lésions anatomiques du tube digestif; entre la cyanose, les crampes, l'absence du pouls, et la nature des sécrétions. Ces oppositions sont partout les mêmes, parce que la vérité n'est qu'une, et que l'erreur, sous quelque point qu'on l'envisage, doit avoir le caractère de l'erreur.

Par rapport aux autres lésions que l'on rencontre chez les cholériques, soit conjointement avec les lésions intestinales, soit en leur absence, comment ces dernières rendent-elles compte des premières? D'où viennent ces injections générales des méninges, du cerveau, des enveloppes de la moelle, du cœur, des bronches, des reins, de la vessie, des os eux-mêmes? D'où vient cette simultanéité? Que dis-je? N'a-t-on pas vu fréquemment les méninges du cerveau et de la moelle congestionnées alors qu'il n'existait pas la moindre coloration dans les intestins? Comment admettre que les premières lésions soient la conséquence des dernières quand celles-ci n'existent pas? Je ne cite point le nom des auteurs qui ont rapporté des cas de ce genre, parce qu'il faudrait faire le catalogue de tous ceux qui ont écrit sur le choléra. Une foule d'observations communiquées à l'Académie de médecine, ou qui ont été adressées directement à la *Gazette médicale*, contiennent plusieurs de ces faits. Comment, en les acceptant, les mettre d'accord avec la doctrine de M. Broussais? Nous sommes toujours ramenés à la même conclusion. Il y a des choléras avec trace de congestion dans plusieurs organes et intégrité parfaite du tube digestif. Répondra-t-on encore que la gastrite était latente? Ne dirait-on pas avec bien plus de raison que, dans ces cas, le choléra était une méningite, une bronchite, une néphrite : cette prétention aurait au moins le témoignage d'un fait trop généralisé, mal interprété sans doute, mais d'un fait existant et qui ne peut même pas, sous quelque point de vue qu'on le considère, s'accommoder à la doctrine physiologique : nous ajouterons, qu'en s'en rapportant exclusivement aux données de l'anatomie pathologique, on devrait, dans certains cas, conclure à l'existence d'inflammations autres que celle du tube digestif, car on a trouvé la muqueuse bronchique, le cœur ou les reins dans un état de désorganisation telle, que l'inflammation seule aurait pu en expliquer la nature. Ceci nous conduit à parler de la nature propre des lésions du tube digestif dans le choléra.

L'examen complet de la maladie nous a déjà montré par la méthode que ces lésions ne pouvaient pas être inflammatoires. L'inspection immédiate, moléculaire, nous conduit à la même conclusion. Nous avons vu que M. Magendie était parvenu à reproduire artificiellement les colorations intestinales des cholériques. Ce fait, purement expérimental, n'a pas besoin de commentaire. Il reste donc prouvé qu'il peut y avoir dans les intestins des rougeurs de tous les degrés dues à la stase du sang, à sa congestion purement mécanique. Ce qu'il faut démontrer, c'est que la plupart de celles qu'on rencontre dans le tube digestif des cholériques sont précisément de la même nature. Outre les preuves physiologiques que M. Magendie en a données, n'en existe-t-il pas une foule d'autres qu'on peut tirer de l'état analogue où se trouvent les autres organes ? Quelle est donc cette coloration de la peau, des muqueuses bronchiques, des os eux-mêmes, sinon un effet purement mécanique de la stase du sang ? Certes il ne viendra à l'idée de qui que ce soit de considérer ces résultats comme des produits d'une inflammation ? Quelle différence y a-t-il entre eux et ceux qu'on rencontre sur la muqueuse digestive ? Aucune si on les considère sur les cadavres des cholériques morts avant la période de réaction. Et sur quoi se fonde M. Broussais pour établir une différence ? Uniquement sur les symptômes gastriques, sur les dou-

leurs, sur les évacuations; mais n'avons-nous pas
montré que ces symptômes, interprétés convenablement, n'ont aucune signification inflammatoire? Répétons-le encore en deux mots : ces symptômes existent sans lésions dans certains cas, et tels
qu'ils sont, avec leur expression particulière, ils
n'existent jamais dans la gastrite franche. Ainsi
pour donner aux lésions intestinales une significa-
cation spéciale, M. Broussais se fonde sur leur association avec des symptômes qui démentent cette
signification : or, en les dégageant de cette association, que reste-t-il ? Ce qu'il reste pour les autres organes, des phénomènes physiques qui peuvent servir uniquement de caractère phénoménal
à la détermination du choléra, mais non à sa pathogénie. Si on veut pousser l'analyse plus loin,
on trouvera, au dire de M. Serres et de quelques
autres observateurs, que, loin de se confondre
avec celles réputées franchement inflammatoires,
les lésions intestinales propres au choléra ont une
expression toute particulière, et appartenant exclusivement à cette maladie. Ce sont, comme nous
l'avons déjà rapporté, de petites granulations tantôt blanches, tantôt colorées suivant la forme que
présente le choléra et suivant quelques autres circonstances indéterminées.

Mais en repoussant la doctrine de M. Broussais,
et en invoquant tous les faits qui déposent contre
elle, nous ne voulons pas qu'on nous accuse de

négliger ceux qui paraîtraient lui prêter quelque appui. Ainsi, lorsque les cholériques ne meurent qu'après plusieurs jours de réaction, il peut se montrer dans leurs intestins des altérations vraiment identiques à celles qui caractérisent la gastrite. Nous sommes loin de le nier; mais, en acceptant ces faits, nous voulons aussi qu'on tienne compte des modifications symptomatiques et autres qui les accompagnent. Nul doute que pendant la période de réaction l'estomac et les intestins ne puissent devenir le siége d'une véritable inflammation; mais alors c'est une autre maladie, qui a perdu les caractères du choléra; c'est une maladie consécutive, accompagnée de ses phénomènes propres, de douleur épigastrique, de rougeur de la langue, de fièvre, de réaction vers le cerveau, enfin d'un cortége tout autre que celui du choléra, ce qui a fait dire naïvement à M. Broussais qu'après le choléra il pouvait se développer une gastrite. Nous sommes d'accord avec lui sur ce point, mais à la condition qu'il ne le sera pas avec lui-même; car, si le malade a une gastrite après le choléra, qu'avait-il pendant cette maladie? Autre chose apparemment qu'une gastrite. Quand la gastrite arrive, il y a conséquemment tous les symptômes du choléra en moins, et tous ceux de la gastrite en plus; il n'est donc pas étonnant que les lésions anatomiques qui appartiennent à cette dernière se retrouvent à l'ouverture des cadavres;

c'est ce qui prouve, au contraire, qu'il y avait dans la gastrite consécutive au choléra plus et autrement que dans le choléra. La même chose arrive dans les fièvres intermittentes pernicieuses ou simples ; elles peuvent être suivies d'inflammations gastriques ; c'est ce qui a soutenu pendant quelque temps les prétentions de la doctrine physiologique à l'égard de cette maladie : il en sera de même du choléra-morbus ; mais en profitant d'une première expérience, on abrégera de beaucoup le temps nécessaire à la seconde.

Si maintenant nous franchissons le cercle étroit où nous nous sommes renfermés avec M. Broussais pour discuter un point isolé de la maladie, et que de ce point nous reportions nos regards sur l'ensemble des phénomènes qui la composent, combien la doctrine physiologique se trouve débordée de toute part! Tous les faits de détails se présentent en masse pour l'accabler. Ce n'est plus le manque des lésions dans un cas, le défaut de corrélation des symptômes avec la lésion dans un autre ; la pluralité des lésions dans quelques-uns , la spécialité des lésions, leur caractère propre , mais c'est tout cela réuni ; c'est l'ensemble de ces faits joint à la considération de la cause, de la marche des symptômes, de leur enchaînement, de leur mode de succession, de leur caractère propre , de l'aspect général de la maladie, et alors l'anatomie pathologique du choléra vient prendre place parmi tous ces moyens de détermination, fournir sa portion de lumière pour accuser une nature particulière du choléra, et concourir avec eux à prononcer l'incompétence absolue de la doctrine physiologique.

Il nous resterait maintenant à déterminer quel est le siége du choléra; nous ne croyons pas la science en mesure de prononcer sur ce point. Les faits manquent, et quant à des hypothèses, nous n'en faisons pas assez de cas pour chercher à en imaginer. Nous avions en vue de prouver que le choléra n'est pas une gastro-entérite; nous l'avons suffisamment prouvé. Nous avons, de plus, démontré que le choléra est une affection d'une nature particulière; cette nature se révèle dans tous les instans de la maladie, elle est caractérisée par tous ses élémens, et il faut savoir en tenir compte comme élément distinctif et comme indication thérapeutique.

CHAPITRE VII.

DU TRAITEMENT DU CHOLÉRA-MORBUS.

Nous arrivons à la partie la plus importante de notre tâche, mais non la plus difficile ; ce qui précède a préparé ce que nous aurions à dire de la pratique de M. Broussais, et à répondre aux jugemens qu'il a portés sur les diverses méthodes curatives du choléra.

Il résulte de ce que nous avons démontré dans les chapitres précédens :

1° Que le choléra n'est pas une gastro-entérite ;

2° Que le choléra est une maladie d'une nature particulière, qui n'a point son analogue dans le cadre nosologique ;

3° Que nous ne connaissons pas le siége précis du choléra ;

4° Que nous ne connaissons du choléra que ses caractères phénoménaux.

Le traitement du choléra ne peut donc pas être *à priori* celui des inflammations du tube digestif, ni celui de quelque autre maladie que ce soit. C'est à l'expérience seule à prononcer sur telle ou telle méthode qui pourra bien être commune à d'autres maladies, quelquefois même à la gastro-entérite, mais qui ne le sera qu'en vertu de l'expérience et non comme conséquence d'une doctrine que l'expérience condamne dans la plupart des cas. Faisons maintenant l'application de ces préceptes.

Il y a, suivant M. Broussais, quatre espèces de traitemens du choléra : 1° le traitement ancien ou le traitement de l'ancien choléra-morbus sporadique ; 2° le traitement brownien ; 3° le traitement mitigé ou éclectique ; 4° enfin le traitement physiologique tel qu'il est mis en pratique au Val-de-Grâce.

Nous n'avons que peu de choses à dire du traitement ancien, qui s'applique au choléra sporadique. Quoiqu'il soit bien reconnu dans le Midi, où ce choléra revient chaque année, que le meilleur traitement n'est pas, comme l'assure M. Broussais, le traitement antiphlogistique, mais celui qui consiste à combiner les boissons glacées à l'opium, nous ne devions pas nous en occuper ici. Le choléra sporadique diffère essentiellement du choléra épidémique. Il en diffère non-seulement par sa cause et sa gravité, mais encore par quelques-uns de ses phénomènes principaux. Le choléra sporadique est *toujours* accompagné d'évacuations gastro-intestinales ; car c'est de là qu'il tire sa dénomination, et dans le choléra épidémique ces phénomènes ne sont qu'un épisode de la maladie, le plus fréquent et l'un des plus importans, sans doute, mais qui n'est pas indispensable à son existence. Ainsi sur ce

premier point nous nous bornons à nier l'assertion de M. Broussais, et à repousser la préférence
qu'il donne au traitement antiphlogistique, parce
qu'on n'en peut tirer aucune conséquence applicable au traitement du choléra épidémique. C'est
uniquement de ce dernier qu'il s'agit ici.

Nous avons déjà reproché à M. Broussais de juger toute l'épidémie d'après ce qu'il en a vu au
Val-de-Grâce, et l'anatomie pathologique du choléra sur quelques autopsies de son prosecteur. Il
n'est pas plus difficile en fait de thérapeutique; il
condamne l'emploi des excitans dans le choléra,
uniquement parce que M. Gravier, médecin
physiologiste de Pondichéry, affirme avoir guéri
plus de cholériques par les anti-phlogistiques que
par les excitans. Et quelle autorité est-ce que
M. Gravier? Où sont ses chiffres officiels? A quel
contrôle a-t-on pu soumettre ses déclarations?
Nous qui avons vu un médecin physiologiste affirmer à Paris, où la vérification était si facile,
qu'il guérissait 39 cholériques sur 40 quand il
n'en guérissait pas 1 sur 3, quelle foi devons-
nous ajouter aux assertions d'un physiologiste de
Pondichéry? Et quel autre témoignage M. Broussais avait-il à faire valoir au 18 avril, époque où
il disait à toute la France et les merveilles de
M. Gravier dans l'Inde, et ses succès au Val-de-
Grâce? Le sien, seul sans doute, puisqu'il n'en a
pas cité d'autres; mais nous avons montré par les

chiffres ce qu'il fallait penser des calculs de
M. Broussais. En fait, M. Broussais n'était donc
pas fondé à prononcer sur la valeur du traitement
excitant. Nous qui n'avons pas été chercher des
témoignages qu'on ne peut contrôler, voici ce que
nous avons vu.

Au début de l'épidémie, à l'époque où les malades
arrivaient dans les hôpitaux, sans pouls, bleus et
glacés, nous nous sommes convaincus que la saignée était physiquement impraticable : on avait
beau saigner et appliquer des sangsues, il ne venait point de sang. L'expérience comparative n'a
donc pas été faite entre les deux méthodes, mais
elle l'a été entre la méthode excitante et la méthode expectante. Or, de l'aveu même de M. Broussais, il vaut mieux exciter que de ne rien faire ;
les cholériques fortement stimulés parviennent à
guérir, dit-il, au moyen de quelque crise, et ils
ne guérissent jamais quand on a abandonné la
maladie à elle-même. A l'époque où tout autre
traitement est impossible, il convient donc de
stimuler : c'est le principe de MM. Broussais et
Gravier. La chose est difficile à concevoir pour
qui considère le choléra comme une gastrite.
Mais non ; M. Broussais s'était joué de la même
difficulté à propos du traitement du choléra
commençant par l'ipéca, il s'explique aussi aisé-
ment la guérison du choléra grave par les excitans. « Ce qui semblerait devoir exterminer un

homme , dit **M.** Broussais (page 5o), devient quelquefois la cause de son salut, et cela par la voie *des révulsions, phénomène sur lequel l'enseignement physiologique est beaucoup trop stérile,* parce que les révulsions sont subordonnées aux sympathies, aux synergies qui existent entre les organes. »

Nous ne croyons pas devoir répéter ce que nous avons déjà dit de cette ingénieuse explication ; nous ne nous y arrêtons ici que pour la signaler une seconde fois. Si des guérisons peuvent être opérées physiologiquement par les irritans , M. Broussais voudrait-il préciser les cas? Jusqu'alors il n'y a pas de raison pour qu'on n'essaie pas de les traiter tous de la même manière. Mais l'enseignement physiologique est beaucoup trop stérile sur ce point... Cela veut dire que la doctrine physiologique ne peut rendre compte de ces faits qui lui sont opposés. En effet, qu'est-ce qu'une inflammation violente qu'on guérit par les irritans? Au début de la maladie, **M.** Broussais avait la ressource de croire et d'affirmer que les irritans transformaient l'inflammation existante en une inflammation d'un autre type. Ici cette hypothèse ne peut plus même lui servir. Le choléra grave, considéré comme une gastro-entérite, est une phlegmasie *générale* du tube digestif, c'est une phlegmasie *la plus intense* possible, élevée au carré, et qui n'offre plus la chance d'un déplacement puis-

qu'elle est générale, ni celle d'une transformation de type puisqu'elle est censée les avoir réalisés
tous, en atteignant le degré le plus élevé. Reste à
M. Broussais la ressource du dégorgement qu'un
organe enflammé peut effectuer sous l'influence
des stimulans. Cette autre hypothèse , dont nous
avons fait justice en temps convenable, et dont
nous ne nous occupons ici qu'en passant, ne re-
pose même pas sur un fait mal interprété ; le fait
qu'elle invoque est purement imaginaire. Quand
vous donniez des stimulans à un cholérique, ne
vomissait-il pas, n'avait-il pas déjà des évacuations
abondantes ? Si l'inflammation avait dû se dissiper
par le dégorgement des parties, ne se fût-elle pas
dissipée d'elle-même ? Et comment opère le stimulant quand il parvient à modifier heureusement
la maladie ? Précisément en diminuant les évacuations, en les arrêtant, en opérant vers la peau
un mouvement fluxionnaire qui atténue d'autant
la concentration intestinale. M. Broussais est donc
réduit sur ce point, à recourir aux hypothèses les
plus grossières, les plus contradictoires ; obligé
d'admettre des faits qui sont patens pour tous,
mais qui contrarient sa doctrine, il n'en a pas cal-
culé la portée, et il n'a pas vu que cette concession renfermait implicitement sa condamnation
tout entière.

La question maintenant est de savoir si, dans
les cas où la méthode physiologique est applica-

ble, elle conserve sur la méthode excitante tous les avantages que M. Broussais lui suppose. Ces cas sont ceux du choléra commençant, ou bien du choléra peu intense, c'est-à-dire, de celui où le pouls continue à battre; en un mot, de toutes les périodes du choléra où la saignée est praticable. Ici les données manquent. En théorie, la réponse n'est pas douteuse; si la méthode antiphlogistique ne devait réussir qu'en vertu de l'existence de la gastrite, elle ne réussirait que dans un très-petit nombre de cas, tandis que la méthode excitante, qu'aucune doctrine rationnelle ne repousse, ni n'indique *à priori*, aurait au moins les chances que lui donne l'expérience appliquée aux cas de choléra grave. Mais cette question devrait uniquement se juger par les faits, et les faits manquent. Aucun de nos médecins n'a adopté exclusivement la méthode stimulante pour tous les cas, de manière que leurs résultats rentrent plutôt dans ceux de la méthode mixte ou éclectique : c'est à celle-ci que nous devons donner toute notre attention.

La méthode mixte, ou éclectique, ou à *bascule*, ainsi que l'appelle M. Broussais, consiste, suivant lui, à donner alternativement les excitans et les antiphlogistiques, sans autre indication que les symptômes de la maladie. Il est facile de combattre et de ridiculiser les erreurs qu'on suppose. Avec un peu plus de bonne foi et un examen un

peu moins superficiel , M. Broussais aurait vu que
la méthode qu'il lui plaît d'appeler du nom d'é-
clectisme n'est que de l'empirisme. La méthode
éclectique ne consiste pas à prescrire à tort et à
travers les stimulans et la saignée : c'est ce qu'a fait
l'empirisme routinier de tous les temps. L'éclectisme convenablement appliqué constitue la vraie
médecine d'observation. Nous allons entrer dans
quelques détails sur ce point. En corrigeant les
interprétations fausses que M. Broussais a données, et en rétablissant la doctrine qu'il s'est plu
à dénaturer, nous aurons répondu d'avance aux
attaques qu'il a dirigées contre la pratique la plus
rationnelle , et qui, de son aveu, est celle du plus
grand nombre des médecins de Paris.

L'éclectisme ne consiste pas à faire la médecine
des symptômes, mais à adapter les résultats de
l'expérience à certaines indications qui, à force
d'avoir été trouvées justes, sont devenus pour l'art
des préceptes de pratique. Ainsi, indépendamment de toute connaissance de la nature et du
siége du choléra, l'observation a appris que les stimulans et la saignée, que les vomitifs et les opiacés,
peuvent chacun, dans certaines limites, être ap-
pliqués au traitement du choléra : l'eclectisme
ne s'est pas borné à constater quels sont les symptômes qui correspondent aux cas de la maladie,
où chacun de ces médicamens a obtenu du succès,
mais il a cherché à constater toutes les circons-

tances et à déterminer toutes les conditions de ce succès. Par exemple, il n'a pas dit, comme M. Broussais le suppose : il y a deux sortes de choléra, le choléra chaud et le choléra froid, et il faut saigner dans le premier et réchauffer dans le second. Mais il a dit : il y a certaines formes de choléra, certaines périodes, certaines circonstances individuelles, certaines complications qui paraissent modifier les résultats de l'emploi de telle ou telle méthode, et il a cherché, en répétant un grand nombre de fois la même remarque, à fixer la valeur relative de chacune de ces circonstances, par rapport à l'emploi de telle ou telle méthode ; en un mot, il en a fait ce que nous appelons des indications thérapeutiques. Ainsi, l'éclectisme bien entendu, c'est la classification méthodique des résultats de l'expérience ; classification basée sur la considération de circonstances nettement déterminées et capables de représenter à l'esprit, au moyen de certaines formules, ce qu'il sera toujours possible de constater par l'expérience.

Prenons les traitemens par les vomitifs, les excitans, l'opium et les antiphlogistiques pour exemple. Ces quatre espèces de traitement ont eu leurs sectateurs exclusifs, et, employés par la médecine rationnelle ou éclectique, ils sont tour à tour applicables au choléra. Suivant l'idée que M. Broussais se fait de l'éclectisme, ces diverses méthodes devraient

être mises en usage d'après les symptômes du choléra chaud ou froid. Or, nous l'avons déjà dit, cette
division arbitraire est une conception imaginaire
de M. Broussais; c'est la médecine des symptômes,
l'empirisme à peu près tel qu'on l'a pratiqué dans
tous les temps. Nous allons nous efforcer de faire
sentir la différence qu'il y a entre cette méthode incohérente, la méthode systématique de
M. Broussais, et l'éclectisme.

Et d'abord, suivant l'éclectisme, tel que
M. Broussais le définit, dans quelle circonstance
aurait-on recours aux vomitifs? Il serait fort embarrassé de répondre, car le choléra froid et le
choléra chaud, si l'on rapportait toutes les formes
principales de choléra à ces deux divisions, n'offriraient aucune indication particulière à cette
médication. Voici, au contraire, comment procède
le véritable éclectisme.

Il est de fait que les vomitifs, et surtout l'ipécacuanha, ont obtenu des succès dans le traitement
du choléra; mais, circonscrivant les faits qui témoignent de ces succès dans leurs limites précises,
le médecin éclectique a vu que les vomitifs con-
venaient principalement au début de l'épidémie,
dans la période des prodromes, non pas chez tous
les individus, mais chez ceux dont le tempérament est mou, la fibre lâche, le teint peu animé,
chez les femmes et les vieillards; il a vu que généralement chez ces individus les malaises, les

vertiges, les sueurs, les refroidissemens alternatifs, la diarrhée et les vomissemens, qui constituent la cholérine, s'arrêtaient tout à coup sous
l'influence de cette perturbation. Plus tard, quand
le choléra franc s'est montré, il s'est assuré que
l'emploi de l'ipéca offrait encore quelques chances de succès, non dans toutes les périodes, mais
spécialement dans le commencement de la période
algide, alors que cette période n'est pas encore
complète, quand il reste du pouls, un peu de
chaleur à la peau, enfin, avant que les facultés
vitales s'engourdissent; non dans tous les cas, mais
seulement dans ceux où la région épigastrique est
peu ou point sensible, dans ce choléra que nous
avons appelé asthénique, caractérisé par un
abattement sans douleur, par un défaut complet de réaction; non chez tous les individus, mais
chez ceux dont le pouls est chétif, dont les conditions individuelles auraient permis l'emploi du vomitif dans la première période. Voilà des délimitations bien précises qui ne sont pas empruntées à
des divisions arbitraires de la maladie, mais à ses
circonstances naturelles, sensibles pour tous, re-
connaissables par tous, parce qu'elles constituent
les élémens les plus concrets de la maladie. Il n'est
pas un médecin qui ne sache distinguer le début du choléra de ses autres périodes, sa forme
adynamique sans douleur de celle où les crampes et les douleurs épigastriques sont violentes;

les tempéramens nerveux, pléthoriques, réac-
tionnaires, des tempéramens mous, paresseux,
lymphatiques. Voilà ce que l'éclectisme appelle
des indications thérapeutiques pour l'emploi de
l'ipéca. Qu'on remarque bien qu'il n'y a là aucune explication, aucune interprétation physiologique quelconque. Libre à chacun, quand les
faits sont précisés, de chercher à les mettre d'accord avec nos connaissances physiologiques actuelles, mais ce supplément de lumière ne doit
venir qu'après l'expérience, ou, tout au plus,
concurremment avec elle, pour l'aider dans ses
démarcations.

Appliquant la même méthode au traitement
par les excitans, on voit que les stimulans n'ont
de succès que quand le choléra est arrivé à ce
point de la période algide, où l'organisme semble
incapable de ressaisir de lui-même l'énergie vitale
nécessaire pour opérer une réaction; principalement chez les individus dont la constitution est
délabrée par les excès, les maladies antérieures,
l'âge, et quand on n'aperçoit pas une concentration très-prononcée vers les organes digestifs; chez
ceux dont l'apathie physique est accompagnée d'un
anéantissement moral complet; enfin, à cette époque du choléra, et seulement à cette époque où la
prostration existe déjà au point que la vie a fait
d'inutiles efforts pour en sortir, et où elle est me-
nacée de succomber si l'on ne lui porte secours.
Voilà les limites dans lesquelles doit être générale-

ment circonscrit l'emploi de la méthode excitante.

Vient ensuite l'opium. Long-temps avant l'explosion du choléra en France, on avait préconisé,
sur la foi des médecins anglais et autres, le traitement par les opiacés comme un des plus efficaces.
Cependant un grand nombre de cas, depuis l'épidémie de Paris, se sont montrés réfractaires à l'administration de ce médicament. Il a fallu chercher
à en fixer la valeur. On s'est convaincu que l'opium
seul dans le choléra épidémique grave était peu ef-
ficace quand il n'était pas dangereux ; alors rapprochant le choléra épidémique du choléra sporadique,
dans lequel l'opium est d'une si grande utilité pour
calmer les vomissemens, on s'est aperçu qu'il n'a-
vait de vertu dans le choléra épidémique que contre les mêmes symptômes et non contre la maladie
entière. L'opium, comme auxiliaire d'une méthode plus générale, a donc été reconnu d'une
grande utilité pour modérer et calmer les accidens secondaires de la maladie, réprimer les vomissemens convulsifs, les douleurs spasmodiques
des membres, et autres accidens nerveux. Réduisant ainsi l'importance du remède aux limites tra-
cées par les faits, l'éclectisme en a fixé définitivement la valeur et déterminé les cas où il serait de
quelque utilité.

L'appréciation de la méthode antiphlogistique
dans le choléra donnera une idée plus complète
encore de la manière dont procède l'éclectisme.

Dans tous les pays où le choléra s'est montré, on a eu recours à la saignée, soit par suite d'idées théoriques, soit comme essai thérapeutique. Les médecins observateurs n'ont pas tardé à s'apercevoir que ce moyen, si énergique et si puissant dans beaucoup de maladies, était loin d'avoir la même efficacité dans le choléra. Cependant ils virent que les résultats n'étaient pas les mêmes lorsqu'on employait la saignée indistinctement chez tous les individus, dans toutes les périodes de la maladie, et sans le concours d'autres moyens. De là à chercher quelles sont les circonstances précises où la méthode antiphlogistique est convenable, il n'y a qu'un pas. En examinant attentivement les résultats de l'expérience, on vit que la saignée était utile dans la période des prodromes, chez les individus pléthoriques, dont les premiers symptômes sont accompagnés de développemens du pouls, de chaleur à la peau, d'ardeur et de douleur vers l'estomac. Une fois le choléra plus prononcé, tombé dans la période algide, il fut facile de se convaincre que la saignée était physiquement impraticable, et que, quelle que fût la constitution du sujet, quelles que fussent les craintes que la réaction faisait concevoir, les évacuations sanguines n'étaient utiles que quand la période de réaction s'annonçait par la diminution du froid, et le développement du pouls. La réaction s'opérant, on s'est gardé d'appliquer la saignée à tous les cas : l'expérience avait montré que ceux-là seulement où la réaction était servie par un organisme trop puissant, avaient besoin d'être tempérés. On saigne avec succès les hommes jeunes, vigoureux, d'un tempéramment sanguin ; on ne les saigne pas tous au même degré, parce que, de même qu'il est des cas où la saignée s'est montrée inutile ou dangereuse, il en est d'autres où elle a un degré d'utilité plus ou moins marquée. Il faut avoir égard aux circonstances individuelles, à la disposition organique antérieure. Un homme, parce qu'il est jeune, bien constitué, ne doit pas être saigné exclusivement pour ces motifs, mais suivant que la réaction tend plus ou moins à opérer des congestions locales. Lorsque la répartition a lieu d'une manière égale vers tous les appareils, et lorsqu'il n'y a aucune menace de rupture d'équilibre, la saignée ne peut que troubler l'harmonie de la réaction ; enfin, lorsque la période de réaction est consommée, la saignée reprend le premier rang parmi les moyens à opposer aux maladies consécutives, aux gastrites, aux encéphalites, à tout ce qui peut revêtir la forme inflammatoire. Mais ici ce n'est plus le choléra qu'on a à traiter, ce sont les effets seuls du choléra ; ce sont des maladies qui, une fois réalisées, portent avec elle leurs indications particulières, indépendamment de leur origine. Ainsi, pour résumer les cas principaux et les périodes où la saignée

est indiquée dans le choléra, les médecins éclectiques l'admettent dans les prodromes chez quelques individus seulement; dans la prostration
complète en aucun temps; au début de la réaction chez un assez grand nombre de malades;
pendant la réaction, chez ceux qui sont menacés
de congestions particulières; enfin, après la réaction, dans tous les cas où des maladies consécutives la réclament. Toutes ces indications, détaillées précédemment, sont basées sur des faits;
elles sont le résumé général des faits, et non le résultat de l'idée théorique de la maladie. Voilà
toute la différence qu'il y a entre M. Broussais et
les éclectiques, c'est que lui se dirige d'après sa
doctrine, sans avoir égard à l'expérience, dont il
préjuge les résultats, et que l'éclectique, qui ne
se laisse guider que par l'expérience, n'établit ses
préceptes que quand celle-ci a prononcé. Ces délimitations marquées par les faits peuvent se rencontrer dans les mêmes cas de choléra et chez les
mêmes individus. Alors les différentes méthodes
curatives sont applicables, chacune suivant l'indication du fait. Ici l'analyse est plus difficile, la
balance qu'il convient d'établir entre l'emploi des
différens moyens exige plus de précision que
lorsqu'il ne s'est agi que de distinguer les grandes
lignes de démarcation fournies par les formes de
la maladie, ses périodes, et la constitution particulière des individus. Mais si la chose est plus

difficile, il y a un nouveau mérite à l'accomplir. Tour à tour les excitans, les sédatifs, les anti-phlogistiques, sont de mise dans le traitement du même cholérique, non en se laissant guider par les symptômes, mais en suivant les résultats de l'expérience rapportés aux symptômes et à toutes les circonstances de la maladie. Après la période de prostration un individu éprouvera une réaction qui paraîtra dépasser les limites convenables à l'entretien de l'équilibre, il sera utile de le saigner; si la réaction paraît s'effectuer avec plus de violence vers les organes digestifs, ce sera le cas de donner la préférence aux sangsues. Au contraire, la réaction paraîtra-t-elle molle, languissante, incomplète, on reviendra aux stimulans; enfin, y aura-t-il des douleurs vives, des accidens nerveux, persistance dans les vomissemens, on associera l'opium à la saignée. Et pourquoi cela? Non pas en vertu de l'idée que les stimulans relèvent les forces, l'opium calme les douleurs, la saignée modère les mouvemens fluxionnaires, mais parce que l'expérience a établi cela en fait d'abord, et parce que nos connaissances physiologiques ont rendu raison de ces faits. De cette manière nous acceptons toutes les méthodes dans les limites que la pratique leur impose, et si nous cherchons à nous rendre compte de leurs succès relatifs, ce n'est que secondairement, et en acceptant d'abord l'expérience comme condition première de la va-

lidité de nos explications. Ces explications suffisent pour démontrer que M. Broussais a donné
l'idée la plus fausse de la médecine éclectique.
Généralement cette médecine est mal appliquée,
mais la faute n'en est pas à ses principes, qui
sont clairs, arrêtés et d'une vérité incontestable,
mais aux hommes qui la pratiquent avec peu d'intelligence, et qui font peu d'efforts pour rendre
leurs applications justes et rigoureuses. Rien n'est
plus certain que l'arithmétique ; cependant il n'est
pas donné à tous de s'en servir convenablement,
et il n'est jamais venu à l'idée de personne de faire
retomber sur l'arithmétique le reproche que l'on
est en droit d'adresser à ceux qui font des calculs
faux ou inexacts. L'éclectisme bien conçu, bien
interprété, bien appliqué, exige des conditions
d'esprit qu'on ne rencontre pas chez la majorité
des hommes. Voilà pourquoi les systématiques
font si facilement fortune. Aussi devraient-ils
trouver dans l'engouement qu'ils excitent moins
un argument favorable à leurs idées, qu'une
preuve de la pauvreté de notre science et de la faiblesse de l'esprit humain.

Il nous resterait à examiner le traitement particulier de M. Broussais. Grâce au soin qu'il a pris
de le faire publier dans tous les journaux, ce traitement est maintenant connu de tout le monde.
On pouvait d'ailleurs le deviner d'avance, car il
n'est personne qui ne sache en quoi consiste le

(213)

traitement de la gastrite, tel que M. Broussais l'a
formulé pour toutes les maladies. Des excitans
externes, des boissons glacées et quelque peu de
glace au lieu des boissons tièdes, voilà les seules
additions qu'il y a faites : c'est toujours la saignée par la lancette et les sangsues qui en forme
la base. Nous ne nous mettrons pas plus en frais
de critique pour le discuter, que M. Broussais
pour l'imaginer. Nous nous contenterons de répéter qu'il l'applique à tous les cas, à toutes les
périodes du choléra; qu'il ne reconnaît de modifications à y apporter que du plus au moins, en
prononçant l'anathême contre toute autre méthode qui n'aurait pas pour but de combattre la
gastro-entérite.

Mais avant d'en finir avec M. Broussais, nous
voulons lui ôter tout prétexte d'une dernière réponse. Il est de fait que la saignée est utile, et
souvent utile dans le choléra. Quelle soit indiquée
par la doctrine physiologique ou non, et que cette
doctrine soit vraie ou fausse, il n'en est pas moins
démontré par l'expérience qu'on retire de bons
effets de la saignée. Ce fait n'est pas contestable;
mais qu'on remarque bien que nous n'avons pas
voulu démontrer l'inutilé ou le danger de la saignée; la saignée est un moyen qui appartient à
toutes les doctrines, et à ce titre l'éclectisme s'en
sert jusqu'où l'expérience en a sanctionné l'application. Ce que nous ne voulons pas, c'est qu'on

admette une théorie qui prescrit la saignée dans tous les cas, et qui rejette dans tous les cas les autres méthodes thérapeutiques. Il y a là deux vices capitaux : la prescription d'un moyen nuisible dans certaines circonstances, et le rejet d'autres moyens dont l'expérience a constaté l'efficacité. Voilà en quoi se résument les dangers de toute doctrine exclusive, et voilà ceux de la doctrine physiologique.

Nous ne pouvons mieux terminer ce travail qu'en mettant sous les yeux du lecteur deux tableaux comparatifs des décès et des guérisons qui ont eu lieu dans les hôpitaux de Paris, depuis l'invasion de l'épidémie jusqu'au 3o avril inclusivement. Ces tableaux ôteront à M. Broussais et aux partisans de son système, s'il lui en reste, tout moyen de contester la valeur de nos observations (1).

(1) Nous avons déterminé, dans le 1er tableau, le rapport du nombre des malades guéris à celui des malades traités.

Dans le 2e tableau, le rapport des malades guéris à celui des morts.

Il n'y a évidemment que ces deux manières d'envisager la question. On ne peut rapporter le chiffre des guérisons qu'à celui des admissions ou à celui des décès.

Pour comparer entre eux les résultats fournis par chaque établissement, il a fallu leur donner une mesure commune. Nous avons pris le nombre de 100. Les dernières colonnes de chaque tableau indiquent le chiffre proportionnel des guérisons et des morts sur un nombre fixe de 100 malades.

N. B. Le service particulier de M. Broussais formant une section du Val-de-Grâce, ses chiffres sont déjà compris dans ceux de cet hôpital ; ils ne figurent donc dans les deux tableaux que comme renseignemens, et ne sont pas comptés dans les additions.

Ét at résumant le mouvement général des cholériques, dans tous les hôpitaux et établissemens publics de Paris, depuis l'invasion de l'épidémie jusqu'au 3o avril, et présentant la proportion des guérisons et des morts sur le total des malades admis.

Nos d'ordre.	Noms des établissemens classés suivant l'ordre des plus nombreuses guérisons relatives.	Mouvement général des cholériques jusqu'au 30 avril.			Nombre proportionnel des guérisons sur 100 malades.
		Admis.	Guéris.	Morts.	
1	Hospice des orphelins............	189	92	97	49
2	Hopital temporaire des Bons-Hommes.	27	13	3	48
3	— des Vénériens................	169	66	89	39
4	— Cochin	177	64	75	36
5	— Beaujon	446	150	215	34
6	Hospice de Sainte-Périne........	3	1	1	33
7	Maison royale de Santé..........	115	38	50	33
8	Maison d'accouchemens..........	9	3	5	33
9	Hopital Saint-Antoine...........	721	238	374	33
10	— de la Pitié.................	778	253	405	33
11	— temporaire de la Réserve........	541	171	192	32
12	— de l'Hôtel-Dieu..............	2052	647	1204	32
13	Hospice des Ménages...........	115	37	69	32
14	Hop. temp. de Leprince (Gros-Caillou)	61	19	27	31
15	Hopital Saint-Louis.............	1449	451	696	31
16	— des Enfans-Malades...........	107	35	60	31
17	— de la Charité...............	985	301	568	30
18	— temp. de Saint-Sulpice.........	114	62	19	28
19	— militaire du Gros-Caillou........	369	102	207	28
20	— Necker	374	100	240	27
21	— militaire de la rue Blanche........	110	26	39	24
22	Hospice des Incurables..........	85	20	48	24
23	— de la Vieillesse..............	473	93	266	20
23b	*Service particulier de M. Broussais..*	128	24	52	19
24	Hopital militaire du Val-de-Grâce....	502	92	154	18
25	Hopital temp. de Clichy (1)........	73	7	20	10
26	— des Lazaristes..............	57	4	20	7
27	— des Invalides...............	167	12	135	7
28	— des Enfans-Trouvés...........	7		7	0
	Total........	10275	3065	5285	
	Proportion moyenne.......				30

(1) Ces deux établissemens n'ont reçu de malades qu'à partir du 15 avril, et par conséquent ne pouvaient offrir au 30 que peu de guéris.

Étaт présentant le relevé général des cholériques traités dans les hôpitaux et autres établissemens publics, dont le sort était connu au 3o avril, et déterminant la proportion des guérisons et des morts.

Nos d'ordre.	Noms des établissemens classés suivant l'ordre de la plus forte mortalité relative.	Relevé général des cholériques dont le sort était connu au 30 avril.		Proportion des guérisons et des morts, calculée sur un nombre fixe de 100 cholériques sortis de traitement.	
		Décès.	Guérisons	Décès.	Guérisons
1	Hospice des Enfans-Trouvés	7	0	100	0
2	Hopital des Invalides , ...	135	12	92	8
3	— temp. des Lazaristes (1)	20	4	83	17
4	— — de Clichy..... (1)	20	7	74	26
5	Hospice de la Vieillesse.........	266	93	74	26
6	— des Incurables.	48	20	71	29
7	Hopital Necker'...............	240	100	71	29
7b	*Serv. particulier de M. Broussais.*	52	24	68	32
8	Hop. mil. du Gros-Caillou......	207	102	67	33
9	— de l'Hôtel-Dieu.	1204	647	65	35
10	— de la Charité...............	568	301	65	35
11	Hospice des Ménages..........	69	37	65	35
12	Hop. des Enfans-Malades.......	60	33	64	36
13	— mil. du Val-de-Grâce.	154	92	63	37
14	Maison d'accouchement.	5	3	63	37
15	Hopital de la Pitié............	405	255	62	38
16	— Saint-Louis.	696	451	61	39
17	— Saint-Antoine..............	374	238	61	39
18	— militaire de la rue Blanche ...	39	26	60	40
19	— temp. de Leprince (Gros-C.)..	27	19	59	41
20	— Beaujon..................	215	150	59	41
21	— des Vénériens...........	89	66	57	43
22	Maison royale de Santé........	50	38	57	43
23	Hopital Cochin...............	75	64	54	46
24	— temp. de la Réserve........	192	171	53	47
25	Hospice des Orphelins	91	88	51	49
26	— de Sainte-Périne...........	1	1	50	50
27	Hop. temp. de Saint-Sulpice.....	19	32	37	63
28	— — des Bons-Hommes.......	3	13	19	81
	Total....	5285	3065		
	Proportion moyenne......			63	37

(1) Même remarque que pour le tableau précédent.

Le premier fait qui résulte de ces tableaux, c'est que sur vingt-huit hôpitaux placés dans des conditions beaucoup moins favorables que le Val-de-Grâce pour la guérison des malades, le Val-de-Grâce, et en particulier le service de M. Broussais, n'occupent que la vingt - quatrième place, c'est-à-dire que vingt-trois hôpitaux ont obtenu plus de guérisons proportionnellement que M. Broussais. Il n'y a rien à ajouter à ce premier fait, sinon que, quelle que soit la méthode de traitement qu'on ait employée, excitante, empirique ou éclectique, il n'en est aucune qui, avec des malades plus gravement atteints, moins jeunes, moins bien organisés, n'ait obtenu plus de succès que la méthode antiphlogistique. L'hospice des Incurables et de la Vieillesse, qui par leur titre seul indiquent la condition de la plupart des cholériques qu'on y a traités, se trouvent immédiatement placés au-dessus du Val-de-Grâce, car le premier a obtenu 20 guérisons sur 85 malades admis, autrement 24 guérisons sur 100; le second 93 guérisons sur 473 malades, autrement 20 guérisons sur 100 malades; tandis que M. Broussais ne comptait au 30 avril que 24 guérisons sur 128 malades, autrement 19 guérisons sur 100 malades. Il est inutile de faire remarquer que ces seconds chiffres ne sont que des quantités proportionnelles rapportées à un nombre commun pour faciliter la comparaison des nombres réels.

Relativement à la mortalité, le service de M. Broussais occupe une place analogue à celle qu'il a pour ses guérisons; sur vingt-huit hôpitaux il se trouve avoir le n° 7, c'est-à-dire que vingt hôpitaux ont proportionnellement perdu moins de malades que lui jusqu'au 30 avril; et quels sont les hôpitaux dont la mortalité a dépassé celle du service de M. Broussais? Ceux dont les conditions d'âge, de salubrité, de position topographique, devaient, avec quelque méthode que ce fût, produire une augmentation de décès, toutes choses égales d'ailleurs. Mais nous ne répéterons pas ici ce que nous avons dit dans notre préface; il suffit de rappeler que le chiffre de la mortalité de M. Broussais est proportionnellement de 68 décès pour 32 guérisons, chiffre supérieur à celui des vingt hôpitaux qui viennent après lui, et inférieur de quelques unités seulement à ceux qui ont perdu proportionnellement plus de malades, les Invalides, la Vieillesse et les Incurables.

Mais pour rendre ces résultats plus sensibles, et la comparaison du service de M. Broussais avec tous les hôpitaux de Paris plus facile, sous le double rapport du nombre des guérisons et des décès, nous avons établi une moyenne proportionnelle. Cette moyenne est ainsi qu'il suit, et ainsi qu'on peut en avoir la preuve par les deux tableaux ci-annexés ;

1°. Pour le nombre des guérisons obtenues dans tous les hôpitaux de Paris, 30 sur 100 admis. Le chiffre proportionnel de M. Broussais n'est que de 19 sur 100.

2°. Pour le nombre des décès, la moyenne générale est de 63 décès pour 37 guérisons. Le chiffre proportionnel de M. Broussais est de 68 décès pour 32 guérisons. En réduisant tous ces calculs à leur plus simple expression, on trouve :

1°. Que, sous le rapport des guérisons, les autres hôpitaux en ont obtenu proportionnellement plus de moitié que M. Broussais ; car leur moyenne étant 30 et le chiffre de M. Broussais 19, le chiffre 30 dépasse le chiffre 19 de plus de moitié.

2°. Que, sous le rapport de la mortalité, le chiffre de M. Broussais est supérieur à la moyenne des autres hôpitaux dans la proportion de 68 à 63 ; car sur 100 malades, dont le sort était connu au 30 avril, les hôpitaux réunis n'en ont perdu que 63 sur 100, et M. Broussais en a perdu 68.

HISTOIRE DE LA MALADIE

DE

M. CASIMIR PÉRIER,

TRAITÉ PAR MM.

**BROUSSAIS PÈRE, CASIMIR BROUSSAIS,
LACORBIÈRE ET LAGNYER;**

MÉDECINS CONSULTANS :

**MM. ÉMERY, ESQUIROL, HUSSON, MARJOLIN
ET BOURDOIS DE LA MOTHE.**

HISTOIRE DE LA MALADIE

DE

M. CASIMIR PÉRIER.

On sait , par ce qu'en ont dit les journaux ministériels, que M. Casimir Périer a été traité dans le cours de sa longue maladie pour différentes affections. Sans décider d'avance quelle était la nature de ces affections, et nous bornant à énoncer les faits tels qu'ils se sont passés , nous allons distribuer les circonstances de la maladie de M. le président du conseil en trois périodes , pendant lesquelles il a été traité :

1° Comme atteint du choléra-morbus ;

2° Comme atteint d'une affection cérébrale;

3° Et en dernier lieu comme atteint d'une gastro-entérite.

A ces trois divisions de la maladie de M. Périer correspondent,

1° Le traitement de MM. Broussais père et fils et Lagnyer (1);

2° Le traitement de MM. Broussais père, Esquirol, Emery, Lagnyer, Broussais fils et Lacorbière;

3° Enfin la retraite de MM. Esquirol et Emery,

(1) M. Émery étant tombé malade a cessé de voir M. Périer pendant cette période.

et la dernière consultation de MM. Bourdois,
Marjolin, Husson et Emery.

§ I. *Début de la maladie de M. Périer. — Choléra-morbus.*

M. Casimir Périer était légèrement indisposé
depuis plusieurs jours lorsqu'il fut pris, le 6 avril,
d'*une fièvre modérée* accompagnée d'évacuations
jaunâtres. Jusqu'alors il avait reçu les conseils de
M. Broussais père, à l'insu de M. Emery, son
médecin depuis plus de vingt ans. Cependant
M. Emery fut informé de l'état de M. Périer qui
fit réclamer ses soins. Le malade n'offrait point
d'autre symptôme remarquable qu'un peu de fièvre et une diarrhée médiocre. M. Emery fut d'avis
d'appliquer quinze sangsues à l'anus et de combattre la diarrhée à l'aide de lavemens émol-
liens. M. Broussais père, que M. Emery *n'avait
point fait demander*, ainsi qu'on l'a dit dans
plusieurs journaux, puisqu'il voyait le malade
avant lui, arriva sur ces entrefaites. Au lieu de
quinze sangsues il en *prescrivit soixante*, qui furent appliquées trente-cinq à l'épigastre et vingt-
cinq à l'anus. Le lendemain de cette évacuation
sanguine, deux vomissemens se manifestèrent ac-
compagnées de quelques crampes, mais sans re-
froissement aucun, et toujours avec un léger
mouvement de fièvre. M. Broussais prescrivit une

seconde application *de vingt-cinq sangsues*. Ces accidens, que MM. Broussais fils et Lacorbière ont qualifié dans leur lettre au *Nouvelliste* de choléra violent, ont été les seuls qu'on puisse rapporter à cette maladie. (Il est bon de noter ici que ni M. Broussais fils, ni M. Lacorbière, n'avaient vu le malade à cette époque ; le premier n'a été appelé que le 12 au soir, et M. Lacorbière n'a commencé à donner des soins à M. Périer que le 18 ou le 19 ; cependant ils ont déclaré que M. Périer avait été pris d'un choléra violent.) Les premiers symptômes disparurent. A partir de ce moment jusqu'au 17 avril matin, époque où M. Emery tomba malade, M. Broussais père dirigea le traitement sans objection aucune. Le 13 il fit donner du bouillon de bœuf, continua cette alimentation mêlée à des sorbets de glace, de jus de citron et de sucre. M. Emery crut devoir lui faire quelquelques observations ; il y répondit en affirmant que *c'était une convalescence franche, qu'il en répondait.* Cependant M. Périer paraissait agité. Son regard, ses manières, ses paroles, n'avaient pas leur expression accoutumée ; déjà même à la vue du premier bouillon il avait montré une satisfaction extraordinaire ; il s'écria que c'était délicieux.

Cette exaltation s'accrut progressivement ; elle s'accompagna de beaucoup d'agitation qui fit renoncer au bouillon de bœuf ; on y substitua le bouillon de poulet. Enfin le délire éclata. Il était carac-

térisé par une grande exaltation d'idées et de sentimens. M. Broussais fit pratiquer une saignée du
bras de *trente-six onces*, suivie le lendemain d'une
forte application de sangsues au col, qui *fut re-
nouvelée* plusieurs fois. On continua l'eau à la
glace, on donna des lavemens avec l'hydrochlorate
de morphine. Ces moyens, aidés de la diète absolue, n'eurent aucun résultat.

Le 21 avril, tout à coup attaque convulsive presque tétanique; renversement de la tête en arrière, fixité des yeux, altération des traits de la
face qui devint effrayante; contraction des doigts
des mains. Cet état persista pendant trois quarts
d'heure. Lorsque le malade voulut parler, l'arti-
culation des sons fut embarrassée.

La nuit fut fort agitée. Le pouls, d'abord tran-
quille, acquit peu à peu une grande consistance.
Le délire, quoique moins exalté, continua. Le
malade dit avoir adopté un système de chaleur et
de froid, qu'il dirige alternativement lui-même
pour se guérir. Deux lavemens sont donnés avec
un quart de grain d'hydrochlorate de morphine,
un troisième avec un demi-grain.

Tel avait été l'état de M. Périer depuis le 6 avril
jusqu'au 22, où M. Esquirol fut appelé en consultation.

§ II. *Consultation de MM. Broussais père et fils , Esquirol, Lacorbière et Lagnyer. — Affection cérébrale reconnue.*

Le 22, M. Broussais, craignant d'assumer sur lui une trop grande responsabilité, et croyant avoir affaire à une affection cérébrale, caractérisée par un délire presque continu depuis plusieurs jours, demanda M. Esquirol en consultation. La consultation eut lieu le 22 avril, à huit heures du soir. Voici dans quel état M. Esquirol trouva le malade.

M. Périer était dans son lit; il était assez calme. M. Esquirol lui est présenté sous le nom de M. Mitivié par M. Broussais; il l'accueille avec politesse et bonté; il permet qu'on l'explore, mais à chaque exploration, il demande qu'on le laisse se guérir en faisant réagir le froid et la chaleur; il recommande qu'on lui obéisse, qu'on ne le contrarie pas, qu'on lui indique les remèdes et qu'il choisira ceux qui lui conviennent; il se mouille souvent la tête, la face, avec de l'eau froide, soit avec une éponge, soit avec les doigts.

L'embonpoint est médiocre; la figure est d'un pâle brun; les yeux sont très-enfoncés dans les orbites; il y a strabisme de l'œil gauche, et abaissement continuel de la paupière du même côté la langue est *large, molle, pâle ;* les gencives sont pâles; l'abdomen est souple *et sans douleur,* le pouls est dans *l'état normal*, peut-être un peu fréquent; point de soif; l'urine coule; *constipation depuis le* 11, c'est-à-dire depuis *onze jours.*

Après une exploration complète du malade, MM. les médecins se retirent, et, sous la dictée de M. Broussais père, M. Broussais fils écrit la déclaration suivante :

« Les médecins soussignés pensent que M. Périer est atteint *d'une inflammation cérébrale* qui *offre la triple chance d'une terminaison prompte et heureuse*, *d'une terminaison funeste*, *et d'une prolongation dans l'état chronique* » (1).

Pour combattre l'état actuel d'acuité, les médecins soussignés conseillent les moyens suivans :

1° Emissions sanguines faites en petite quantité et renouvelées de temps en temps à des intervalles peu éloignés, pratiquées soit au moyen de sangsues, soit au moyen de ventouses appliquées à la *nuque* d'abord, puis *sur les jugulaires*, ou dans d'autres parties, suivant l'indication;

2° Bains à dix-huit ou vingt degrés, avec application d'eau fraîche sur la tête, dans lesquels on laissera le malade plongé tant que le frisson ne surviendra pas, et au sortir desquels on mettra M. Périer dans un lit frais; on plongera le malade immédiatement dans un nouveau bain chaque fois que l'agitation recommencera;

3° Purgation au moyen de deux onces d'huile

(1) Molière n'eût pas mieux dit.

de ricin en trois fois dans une émulsion, ou bien douze à quinze grains de calomel dans un bouillon ;

4° Pour boisson ordinaire, eau froide, limonade, orangeade froide, sorbet au citron ;

5° Pour alimentation, eau de veau et de poulet froide ;

6° Bains de pieds avec l'acide nitro-muriatique une ou deux onces ;

7° Mouiller souvent la tête avec de l'eau fraîche ;

8° Le séton ne pourrait être que désavantageux ; quant aux vésicatoires, peut-être sera-t-il nécessaire d'en appliquer plus tard aux cuisses et aux jambes ; l'opium ne convient pas.

Délibéré à Paris, le 22 avril 1832, à neuf heures et demie du soir.

> Signé, *Esquirol, Broussais, Lagnyer,*
> *Lacorbière* et *Casimir Broussais.*

Dans la consultation, la proposition de purger le malade, faite par M. Esquirol, avait éprouvé une assez forte opposition ; de son côté, M. Esquirol avait insisté pour que l'on ne revînt que peu ou point aux évacuations sanguines. Cependant la prescription, en ce qui concerne la purgation, ne fut point exécutée, et au lieu d'un petit nombre de sangsues, comme il en avait été convenu, on en fit des applications de seize à dix-huit à-la-fois. Voici du reste la suite des procès-verbaux de cette

maladie ; ils justifieront les assertions qui précèdent.

Dans la nuit, bain à dix-huit degrés ; fomenta-
tations fraîches sur la tête ; depuis minuit jusqu'à
six heures, tranquillité parfaite.

23 *Avril* ; calme profond, langue large et humide,
petites émulsions prises avec plaisir, cataplasmes
permanens sur l'abdomen, lavement avec la décoction de graine de lin et deux onces d'huile d'olive,
qui *n'amènent point de selles,* urines abondantes ; le
pouls, quoique un peu fréquent et dur, n'est pas
élevé d'une manière remarquable ; le calme moral
n'a pas été moins satisfaisant que le calme physique.
L'agitation, la loquacité, les mouvemens désordonnés ont fait place à une tranquillité telle, qu'elle
parut d'abord suspecte aux médecins ordinaires,
qui redoutaient *l'état comateux;* cependant point
de sommeil, légère agitation à six heures; à six
heures et demie, bain à vingt degrés.

24. Le bain est suivi de sommeil. Cataplasmes
sur le ventre. *Bouillon pris avec plaisir, après
lequel sommeil profond.* La constipation persiste,
on n'a pas donné le purgatif convenu.

Il y a une seconde consultation à 8 heures et demie. M. Esquirol insiste de nouveau pour que l'on
donne des lavemens purgatifs : ils sont différés jusqu'au lendemain matin.

25. Lavement purgatif avec l'hydrochlorate de
soude, qui amène deux évacuations très-abon-

dantes. Un second lavement émollient donne lieu à des selles bilieuses très-copieuses. Après les *évacuations alvines, remission presque complète*. Point de divagation, idées suivies; le malade parle de tout, ratification, choléra, bourse, avec un sens très-droit. On donne un potage au vermicelle qui est pris avec plaisir. *Le mieux très-remarquable* de cette journée est attribué par tout le monde aux évacuations alvines. Dans la soirée il y a trois autres selles. Le calme physique et moral continue jusqu'à une heure de la nuit. Tout à coup l'agitation recommence. M. Périer se plaint amèrement de ses médecins qui lui font couvrir les pieds. Il ordonne impérieusement qu'on enlève son édredon, et met ses pieds à l'air. Il éponge sa tête et sa figure avec de l'eau fraîche. Cette courte exaspération cesse bientôt. Un des médecins ordinaires *l'attribue à un retour d'accès* périodique, qui lui *paraît indiquer l'emploi du sulfate de quinine*. Il faut noter que la veille, M. Esquirol avait prédit le retour du calme après les évacuations alvines. Pendant la nuit, les bouillons et les potages *ont été pris avec grand plaisir*. A 5 heures, sommeil paisible. Remission de 3o heures.

26. Agitation dans l'après-midi. A 7 heures du soir, bain à 22 degrés. Le calme se rétablit. Conversation très-juste sur des sujets de médecine. Bouillon chaud à 11 heures moins un quart. Le deuxième bouillon très-chaud est exigé à 11 heures

et un quart. Potage exigé à 11 heures et demie. A une heure et demie, potage. Sortie du bain à 3 heures moins le quart. Petit bouillon. A 3 heures et demie, sommeil jusqu'à 6 heures. Retour du sommeil dans l'après-midi, jusqu'à 9 heures et demie du soir.

27. Journée calme, moins d'incohérence dans les idées, moins de mouvemens désordonnés des membres. *La langue est blanche*, les gencives sont *pâles :* consultation à 9 heures du soir. M. Esquirol prédit une nuit orageuse. Le matin M. Périer avait sucé une côtelette, et la veille il avait pris des bouillons très-chauds. On proscrit la viande, recommande le bouillon froid, et les lotions froides sur la tête. La nuit est agitée. Le médecin ordinaire fait appliquer des *ventouses scarifiées, puis des sangsues* aux apophyses mastoïdes.

28. Obéissance passive, silence, sorte d'embarras dans la langue. Réponses lentes et tardives. Immobilité des yeux, hébétude de la physionomie. L'un des médecins ordinaires craint un *épanchement cérébral !!* (1) Pouls large et fréquent, intégrité de tous les mouvemens. Bain de deux heures, au sortir duquel seulement collapsus et anéantissement qui a effrayé la famille, mais qui a cédé en réchauffant le malade *et en lui donnant un bouillon chaud*. Dès lors le calme renaît. A 2 heures après midi, *par l'ordre de M. Broussais,* lavement de

____

(1) Quel diagnostic de la part d'un médecin !

sulfate de quinine (c'est le second de cette nature), *pour rompre les mouvemens périodiques des accès!* Ce lavement n'est pas rendu et est suivi d'agitation et de divagation pendant toute la soirée. On applique à 9 heures *vingt sangsues le long de la suture sagittale,* qui coulent peu. L'agitation continue jusqu'à minuit. Après un déplacement pour rendre un lavement, le malade est pris tout à coup d'un frémissement général, d'une contraction universelle des muscles, de mouvemens désordonnés. Il chante, pousse des cris, et présente l'agitation la plus violente. On est obligé de le faire contenir par quatre domestiques. Sans avis des médecins consultans, on *magnétise* M. Périer. Après dix minutes, calme général ; disposition au sommeil. Bouillon. Bientôt menace d'agitation nouvelle. On magnétise une seconde fois : le calme renaît, mais sans sommeil, qui n'a lieu qu'à 6 heures.

29. A sept heures et demie, réveil, agitation, bain à vingt-trois degrés. L'eau a été abaissée dans l'espace d'une heure à dix-huit degrés. Pendant le bain, cris ; au sortir du bain, calme. A huit heures, douze grains de calomel dans de la gelée de poulet. A quatre heures et demie, consultation. On reconnaît une accumulation de matière fécale dans le gros intestin. Lavement émollient, bain, bouillon coupé ; lotions sur la tête ; il y a six heures de sommeil profond en deux fois. Dans la

soirée, bain de pied. *On applique des sangsues aux jugulaires.* La nuit est calme, quoique sans sommeil. Un lavement purgatif donné vers minuit ne produit d'effet que le lendemain matin, après un second lavement émollient.

3o. Selles abondantes et fortement teintes de bile jaune. Deux émissions d'urine; *après les évacuations*, lucidité. M. Périer demande avec calme ce qu'on pense de son état. Il se plaint qu'on l'a brisé, qu'on a détraqué sa machine, et après un profond soupir, il engage les médecins à aller se reposer, exprimant le désir d'en faire autant de son côté. Sommeil à huit heures; à neuf heures, réveil, pouls accéléré; loquacité progressive; mouvemens désordonnés. Un bain à vingt-deux degrés met fin à l'excitation. Au sortir du bain, le malade éprouve de la peine à se réchauffer; le pouls reste petit et saccadé. A midi, instant lucide; dans la soirée, le calme est mêlé d'une apparence d'hébétude; à neuf heures, agitation, paroles hautes, bain à vingt-deux degrés, *bouillon frais, tranquillité.* Plus tard, le malade demande avec instance ce qu'on va faire de lui; pourquoi on le traite de cette manière; pourquoi on ne lui obéit pas, affirmant qu'il a toute sa raison, qu'il sait ce qu'il dit, qu'on le traite indignement, qu'on le laisse *mourir de faim*, qu'il veut voir son fils et ses frères, et qu'il n'a besoin d'autre personne. A minuit, entouré de ses enfans et d'un de ses frères, il demande comment il est sorti de l'état dans lequel il se trouvait, comment il ne voit plus de feu, comment il ne chante plus, etc. Il cause avec la plus parfaite lucidité sur ses rapports de famille, ses amis et la politique. Le pouls qui avant le bain marquait *cent douze pulsations n'est plus qu'à soixante-huit.* A deux heures, le malade réclame un bouillon chaud; il en a pris à peine deux cuillerées qu'il s'agite, et prétend que c'est lui qui l'a réchauffé. On le lui retire avec effort; l'enlèvement du bouillon l'irrite, et tout à coup il retombe dans le délire. On applique la glace sur la tête et à *l'épigastre* (1). Cet état continue avec de courts intervalles de calme, jusqu'à cinq heures. Alors agitation extrème, mouvemens convulsifs, cris; *nouvelle application de sangsues aux jugulaires;* les sangsues coulent peu.

1er *mai*, l'agitation persiste malgré les lotions froides; diète absolue; rémission à onze heures; bouillon froid qui *fait plaisir et n'excite pas.* Calme et somnolence à onze heures et demie; agitation, bain à vingt-deux degrés, chants, cris, menaces, ordres impérieux; après deux heures, calme suivi d'abattement et sans sommeil; à quatre heures et demie, consultation. M. Esquirol fait remarquer que le délire n'est pas l'effet d'une inflammation cérébrale ou des meninges, qu'il est essentiellement nerveux, qu'il n'est pas continu,

(1) Est-ce pour empêcher que les deux cuillerées de bouillon ne se digèrent ou ne fassent mal.

qu'il est entrecoupé de momens de calme, sans aucun signe de lésion organique, qu'il convient de changer de régime et de traitement. Que l'on insiste davantage sur l'alimentation, sans s'inquiéter de l'affection cérébrale, qui sera traitée plus tard d'une manière spéciale, lorsque les forces seront rétablies. Même boisson toujours froide, bouillon coupé froid, de quatre heures en quatre heures, *à moins qu'il n'y ait de l'excitation.*— Bain frais à neuf heures et demie, calme parfait jusqu'à sept heures et demie du matin.

2 *mai*, un petit bouillon coupé froid est donné ; le pouls reprend de la force et de la plénitude ; à neuf heures, le malade demande ce qu'on pense de son état. Il se dit perdu. Il assure qu'on ne le sauvera pas ; qu'il a le feu dans le corps et non dans la tête. Sa loquacité revient ; elle cède à une sorte de mutisme, de mouvemens alternatifs du tronc et des membres ; refus de parler et de répondre. Souvent le malade s'excite, comptant plusieurs nombres de suite, ou bien répétant les syllabes des nombres, d'un même mot, en les isolant les unes des autres. D'ailleurs le délire paraît plus incohérent, et le malade semble voir avec répugnance les médecins qui l'approchent. A quatre heures, consultation entre les médecins précités. Voici quel était l'état du malade et les délibérations qu'on a prises.

On n'a pu voir la langue du malade, qui a refusé

de la montrer. Les *gencives* étaient *pâles* ainsi que les lèvres. Le pouls était large, développé, ne *battant plus que soixante-dix fois environ et cédant facilement* sous la pression. *Le ventre exploré avec le plus grand soin, particulièrement par M. Broussais, n'est le siége d'aucune douleur. M. Broussais père déclare que les organes contenus dans cette cavité, et notamment le canal digestif,* sont dans leur plus *parfaite intégrité.* D'après cette exploration, M. Esquirol insiste de nouveau sur l'utilité des révulsifs du canal intestinal. Mais il propose un laxatif, des révulsifs externes plus énergiques, une alimentation plus substantielle pour soutenir le malade avant d'agir sur le conduit alimentaire. Cette proposition n'a pas plus de succès que la veille. Cependant on convient de donner du bouillon toutes les quatre heures. Depuis ce moment, où M. Broussais déclara lui-même à la famille qu'il n'y avait plus rien dans le tube digestif, qu'il était tout à fait guéri, jusqu'à la retraite de MM. Esquirol et Emery, on ne donna en tout que neuf cuillerées de bouillon en deux fois.

Après la consultation il y eut de l'agitation ; à dix heures, la morosité, l'état sévère de la figure, ont augmenté ; le regard du malade est inquiet, soupçonneux ; il refuse de répondre à toutes les questions ; la tête est chaude, et le pouls fort, plein, et la peau est chaude et sèche ; une heure plus tard, excitation extrême. On ne donne pas le bouillon convenu ; cependant il survient du calme ; le malade reste immobile, et lorsqu'on le croit endormi, il parle tour-à-tour sur un ton plaintif, impérieux, solennel et déclamatoire. — Lotions d'eau froide, orgeat toutes les heures.

Le 3 mai, continuation de la diète. A quatre heures et demie du matin, déjection dans le lit, ce qui arrive pour la première fois ; le médecin sédentaire chargé de recueillir des notes sur la maladie, signale comme complication funeste survenue depuis hier, *la lésion des organes qui président au sentiment des convenances !* Pouls plus fréquent, cent quatre pulsations, mais mou ; bain à 22 degrés ; aussitôt cessation des mouvemens désordonnés, mais continuation des cris et des chants. A six heures, affaissement subit. On élève la température du bain de 22 à 24 degrés ; dès lors cris et chant ; abaissement à 19 degrés, *le calme se rétablit.*

A 8 heures le calme, qui a succédé au bain, continuant, on donne deux cuillerées de bouillon froid; *le calme se soutient.* A midi et demi, seconde prise de deux cuillerées de bouillon, suivie de lucidité. Depuis ce temps, mouvemens continuels des mains, tantôt d'une manière vague, tantôt d'une manière précise, comme pour marquer la mesure. Répétition de quelques mots, en les épelant ; regard sinistre. A quatre heures, consultation qui ne produit aucun changement dans le traitement de la maladie. Seulement on propose la crème de riz. Vers 7 heures, crise convulsive très-violente, fixité des yeux avec contraction de la mâchoire, des membres et impossibilité de parler. A huit heures et demie du soir, nouvelle consultation. Le malade était plus calme, quoiqu'il portât alternativement son corps en avant et en arrière; le pouls était développé et large, mais se laissant déprimer; les veines superficielles de la tête étaient distendues, le cuir chevelu était chaud, ainsi que la peau du reste du corps. Le malade n'a pas voulu répondre aux questions qu'on lui a adressées. Une nouvelle exploration de l'abdomen a donné les mêmes résultats que la veille; *les conjonctives, les lèvres, les gencives, sont pâles.*

Ces accidens, qui ont prodigieusement effrayé, surtout la famille, ont été attribués par quélques-uns des médecins *à la çuillerée à bouche de crème d'orge, ainsi qu'aux quatre cuillerées de bouillon qu'on a données depuis trente heures.* La consultation, dans cette circonstance grave, devait amener à des mesures décisives; aussi fut-elle orageuse. Nous allons en faire connaître toute la discussion avec détail.

Les médecins composant la consultation étaient MM. Broussais père et fils, M. Lacorbière, M. Lagnyer, MM. Esquirol et Emery. M. Broussais fils ouvrit la consultation, en proposant *une nou-*

*velle émission sanguine ; une saignée générale,
l'ouverture de la temporale*, et la suspension de
toute alimentation pendant plusieurs jours, ainsi
que la suppression des bains. Tous les consultans
rejetèrent la saignée; mais ils n'ont pu s'entendre
sur l'alimentation. M. Esquirol exprima haute-
ment la crainte qu'il éprouvait de jeter le malade
dans un affaiblissement complet, en recourant à
de nouvelles évacuations sanguines, et en suspen-
dant de nouveau l'alimentation. M. Esquirol était,
en outre, d'avis de continuer l'usage des bains qui
avaient toujours réussi jusque là à calmer le malade. On lui objecta qu'après chaque bouillon, le
malade paraissait plus agité. M. Esquirol répondit
que ce fait n'était pas exact, que les exaspérations
s'étaient renouvelées à des périodes irrégulières,
soit pendant l'abstinence, soit après avoir pris le
bouillon ; qu'ainsi les petites quantités de bouillon que le malade avait prises, un seul jour excepté,
lui paraissaient être une diète assez sévère, surtout
pour un malade qui depuis un mois avait perdu
beaucoup de sang, et avait passé beaucoup de
temps dans les bains frais ; qu'en débilitant le
malade, on exaspérerait le délire, qu'il regardait
comme un effet nerveux, sans altération assigna-
ble de l'appareil cérébral, et non comme le résultat d'une inflammation du cerveau, et moins
encore comme une dépendance d'une maladie de
l'estomac qui venait d'être trouvé dans l'état le

plus sain. M. Esquirol ajouta que la débilité du malade privait de solliciter sur le conduit intestinal des dérivations si utiles en pareilles circonstances. Il fut objecté que l'estomac réagissait ou réagirait sur le cerveau, si l'on permettait du bouillon ou tout autre aliment. M. Esquirol fit remarquer que d'après les explorations de la veille et de la journée, l'appareil digestif avait *été reconnu par tous les consultans* dans le plus parfait état d'intégrité; que la pâleur, la mollesse de la langue, la nature des déjections et la limpidité de l'urine, devaient éloigner toute crainte d'agir sur le conduit alimentaire, surtout en ne proposant d'introduire dans l'estomac que quelques tasses de bouillon léger et frais. Dans l'impossibilité de surmonter les répugnances de quatre des médecins consultans, il fut décidé qu'on *suspendrait toute alimentation;* qu'on ne donnerait de bains qu'autant que l'agitation serait extrême; qu'on *poserait huit sangsues* à la nuque; qu'on promènerait des cataplasmes sinapisés sur les extrémités abdominales, et que l'on se réunirait le lendemain vendredi à neuf heures du matin.

A dix heures du soir, on appliqua les sangsues à la nuque. La nuit se passa dans des alternatives de calme et d'agitation, de silence et de loquacité. Point d'alimentation.

Le 4 mai. La consultation eut lieu, c'est la continuation de la discussion de la veille. M. Casimir

Broussais réitéra la proposition qu'il avait déjà faite, savoir, une saignée générale, l'ouverture de la temporale et la diète la plus sévère. Le second consultant n'a point été d'avis de la saignée; mais il a voulu qu'on ne donnât aucune espèce d'aliment. Le troisième fut du même avis; le quatrième (M. Broussais père) également; de plus, il déclara qu'il persistait plus que jamais à demander l'abstinence *et qu'il en prenait sur lui toute la responsabilité;* le cinquième, M. Emery, pensa qu'il fallait soutenir les forces du malade par la nourriture bornée aux bouillons et aux crèmes végétales. M. Esquirol, qui avait le plus insisté la veille pour qu'on changeât complétement de système de traitement, crut devoir renouveler ses instances, décidé qu'il était à ne point partager plus long-temps la responsabilité d'un traitement qu'il n'approuvait pas. Voici à peu près comment M. Esquirol s'exprima :

« Depuis onze jours que j'ai été appelé à donner des conseils sur la santé de M. Périer, nous avons employé tous les moyens du traitement et du régime le plus débilitant. Sous ce rapport, j'ai fait toutes les concessions que j'ai cru pouvoir faire sans danger pour le rétablissement du malade. Malgré ce traitement, la maladie, loin de diminuer, s'est aggravée, car si les mouvemens musculaires et ce qu'on appelle agitation sont moins violens, le délire, qui est le symptôme le plus essentiel, a pris un caractère plus grave et plus fâcheux. Il faudrait donc changer de méthode après une épreuve aussi longue et si peu profitable, et recourir à d'autres moyens. Mais comme je ne vois point dans la majorité des consultans de disposition à changer de système, mes conseils n'étant point accueillis deviennent inutiles, et je crois devoir me retirer. » Le système de traitement que M. Esquirol voulait substituer à celui qu'on avait continué jusque-là sans interruption consistait à s'abstenir complétement d'évacuations sanguines, à nourrir le malade plus substantiellement, à agir plus tard sur le canal digestif, à augmenter la révulsion vers les extrémités, et à insister davantage sur les bains frais et les réfrigérans de la tête. Après la consultation, MM. Esquirol et Emery se retirèrent. M. Emery continua de voir le malade plusieurs fois le jour, mais à titre d'ami et non de médecin; car il ne se rencontra plus avec les médecins qui donnèrent des soins à M. Périer que l'avant-veille de la mort, pour la consultation où furent appelés MM. Bourdin, Marjolin et Husson.

§. III. *M. Périer considéré comme atteint de gastro-entérite. — Dernière consultation entre MM. Broussais père et fils, Lagnyer, Lacorbière d'une part, et MM. Husson, Bourdois de la Mothe, Marjolin et Emery de l'autre. — Mort de M. Périer.*

La dernière période de la maladie de M. Périer

comprend douze jours, du 4 au 16 à sept heures et demie du matin où il est mort.

Le 4, un sommeil comateux s'empara du malade, et il y resta pendant quarante-huit heures. Ce ne fut qu'à l'aide des irritans les plus énergiques, de synapismes, de vésicatoires, dont les plaies existaient encore sur le cadavre, qu'on parvint à le tirer de cet état léthargique.

Le 6, à son réveil, M. Périer était faible, sa voix était altérée; les facultés intellectuelles ne l'avaient cependant pas complétement abandonné. Il y avait des alternatives de lucidité et de délire. On lui donna quelque peu de fécule. La constipation persistait.

Le 7, les alternatives de délire et de raison continuèrent. Le malade ne voulut plus personne auprès de lui que ses frères et ses enfans. La nuit fut agitée.

Le 7, le malade était toujours dans le même état. Le délire n'avait pas changé de caractère, seulement la faiblesse était beaucoup plus grande. L'alimentation se bornait à quelques cuillerées à café d'arrow-root.

Le 9, même état; faiblesse plus grande. Cependant un article du *Journal des Débats* annonça qu'il y avait eu une consultation dans laquelle l'opinion de M. Broussais avait prévalu. Les moyens employés par cet habile médecin, dit l'article en question, ont provoqué une crise salutaire. M. Broussais et ses collègues ont déclaré qu'ils étaient maîtres de la maladie. La consultation n'avait pas eu lieu, et le malade n'éprouvait d'autre soulagement qu'une plus grande faiblesse.

Le 10, la faiblesse et le délire continuent : mais il y a des momens de lucidité. On donne la fécule d'arrow-root par cuillerées à café ; on y ajoute la gelée de carottes de M. Johnson, gelée dite d'acide pectique : cette gelée est légèrement purgative. Le dévoiement survient, l'assoupissement augmente. On *revient à la diète absolue.* Vésicatoires aux jambes.

Le 11 et *le* 12, rien n'est changé dans l'état du malade ; l'assoupissement et la faiblesse augmentent. On pratique *une nouvelle émission sanguine.* Le 12, continuation de la diète ; bain froid ; lavement d'eau froide.

Le 13, il y a quelques intervalles lucides ; le délire est plus taciturne ; le malade semble absorbé ; le dévoiement continue. Il y a de l'assoupissement plutôt que du sommeil ; le malade qui, jusque-là, avait pris avec plaisir du bouillon ou autre substance légèrement nutritive, ne manifeste plus aucun désir. (1)

____

(1) M. Broussais a fait dans son ouvrage, page 140, le récit détaillé de ce qui s'est passé depuis le 4 jusqu'au 13. Il y a eu 2 jours de diète, 1 jour d'alimentation, une diète de 5 jours, après quoi raison parfaite pendant

Le 14, le délire se prononce davantage; la faiblesse est très-grande. La famille est alarmée : on décide une nouvelle consultation. Il est tour-à-tour question de demander MM. Double, Fouquier, Chomel, Marjolin, et l'on s'arrête à MM. Marjolin, Husson et Bourdois de Lamothe. La consultation a lieu à huit heures et demie du soir. La débilité du malade est extrême; cependant on soulève le malade, et il reconnaît M. Bourdois qu'il nomme. Les médecins sont peu d'accord sur l'état actuel du malade. Le pouls est fréquent, mais très-faible; les lèvres et les gencives sont décolorées; la figure est très-pâle; les traits sont flétris; la langue est large, blanchâtre, molle; l'abdomen est souple, mais il y a de la sensibilité à la pression dans la région épigastrique et vers la région iliaque droite.

Plusieurs consultans conseillent de soutenir les forces du malade au moyen de quelque substance alimentaire. Un d'eux propose la gelée de poulet, plusieurs médecins ne consentent même pas à donner une cuillerée de crême d'orge; un terme moyen fut adopté : on admet le lait coupé. On remarquera que cette consultation eut lieu l'avant-veille de la mort, et que les médecins, appelés en dernier lieu, déclarèrent à la famille que

6 jours : tous ces jours bien comptés font un total de 12 jours! Il est assez difficile de concevoir que du 4 au 13 il y ait 12 jours ; c'est encore là un miracle de la doctrine !

la maladie de M. Périer était complétement au-dessus des ressources de l'art.

En effet, le 15 il était à l'agonie, et il expira le 16 à sept heures du matin.

§. IV. *Autopsie cadavérique de M. Périer, en présence de MM. Broussais père et Broussais fils, Spurzheim, Husson, Marjolin, Esquirol, Bourdois, Lacorbière, Gaubert et Emery.*

Le jeudi 17 mai 1832, à neuf heures du matin, les soussignés, réunis à l'hôtel du ministre de l'intérieur, pour y procéder à l'ouverture du corps de M. Casimir Périer, président du conseil des ministres, décédé dans ledit hôtel le 16 mai à sept heures du matin, ont été introduits dans une chambre située au premier étage, où ils ont trouvé le corps de M. Casimir Périer couché dans le lit où il avait expiré la veille.

Ils l'ont placé sur une table et ont procédé à l'autopsie qui a été faite, sous leurs yeux et sous leur direction, par M. le docteur Gaubert, as-sisté de M. Husson fils, élève en médecine du Val-de-Grâce.

Ils consignent dans ce procès-verbal les détails qu'ils ont recueillis dans l'examen attentif qu'ils ont fait des différentes parties du corps.

Habitude extérieure.

Une chaleur assez remarquable existe sur le cadavre, il y a un amaigrissement prononcé de tout le corps, mais sans marasme.

Tête.

Le crâne, scié circulairement, présente une épaisseur assez considérable.

L'intérieur de cette boîte osseuse offre, dans les portions de la face interne du coronal et de l'occipital correspondantes à la substance spongieuse de ces os, une coloration violette remarquable.

Les vaisseaux capillaires de la dure-mère contiennent une petite quantité de sang séreux, peu consistant. En même temps il y a une infiltration séreuse du tissu cellulaire sous-arachnoïdien.

Les vaisseaux capillaires qui se ramifient sur la partie antérieure du cerveau sont légèrement injectés.

Il existe à la face inférieure du cerveau une injection semblable à celle observée à la partie antérieure et supérieure de cet organe.

Les vaisseaux capillaires qui rampent à la face inférieure de la protubérance annulaire sont également injectés.

Toutes ces injections n'offrent point de traces d'inflammation.

Le cerveau n'a pas été examiné.

Cet organe étant enlevé de la base du crâne, il s'est écoulé du canal vertébral environ deux cuillerées de liquide rachidien. Il était transparent et très-limpide.

Poitrine.

Le médiastin antérieur contient une assez grande quantité de tissu cellulaire graisseux, d'une couleur jaune-safran, mou.

Le tissu cellulaire sous-cutané offre en général la même consistance et la même coloration.

Il y a quelques anciennes adhérences pleurales à droite et à gauche; elles sont légères, celluleuses, et reconnues pour être antérieures à la maladie et entièrement indépendantes d'elle.

Les poumons conservent encore de la chaleur; ils sont sains, crépitans. Les deux lobes inférieurs présentent postérieurement une coloration foncée, qui est la conséquence de la position couchée du corps; leur partie inférieure et postérieure est légèrement friable, par suite d'une très-légère diminution de densité de leur tissu.

Les petites bronches contiennent une assez grande quantité de mucosité spumeuse qui paraît les infiltrer.

La trachée-artère et les grandes bronches en contiennent une quantité moindre, qui paraît se borner à les tapisser.

Le membrane muqueuse du larynx et celle de la trachée-artère y sont remarquables par leur blancheur.

Le cœur est mou, affaissé, flasque, contenant très-peu de sang; les parois ventriculaires sont notablement minces; la partie moyenne de sa face antérieure est le siége d'une bande graisseuse, jaunâtre, analogue à celle qui a été trouvée dans le médiastin antérieur.

Le péricarde ne contient pas de sérosité surabondante. Il y a par derrière et en bas une légère et ancienne adhérence de cette membrane avec le cœur, mais cette adhérence n'a aucune importance.

Bas-Ventre.

L'apparence extérieure des intestins n'offre rien de remarquable.

Le foie, peu volumineux, est remonté sous les côtes, dont il conserve l'empreinte. Il n'offre aucune espèce d'engorgement.

La vésicule du fiel a son volume normal; la bile qui y est contenue a une consistance huileuse et une couleur d'un jaune safran très-foncé.

La rate est petite, d'une couleur pâle, moins ardoisée que dans l'état normal. Sa consistance ne montre rien d'extraordinaire. Après l'avoir ouverte, on en exprime un liquide de consistance et de couleur lie de vin.

L'œsophage est sain jusqu'à deux pouces au-dessus de l'orifice cardiaque de l'estomac. On voit à cet endroit une rougeur vive très-prononcée, occupant d'une manière uniforme tout le cercle de ce canal, *sans changement de consistance ni d'épaisseur.* Cette rougeur a une hauteur de deux pouces.

L'estomac a sa grandeur naturelle.

Le grand cul-de-sac de cet organe présente une arborisation très-remarquable, dont les ramifications, d'un rouge foncé, sont entourées d'un pointillé presque confluent, et d'une couleur rouge plus vive. La membrane muqueuse de cette partie est excessivement amincie. On trouve dans la longueur de la petite courbure une arborisation très-vive, moins prononcée que celle du grand cul-de-sac, et un grand nombre de petits points rouges.

La muqueuse de la moitié pylorique de l'estomac n'est point amincie.

Le pylore ne présente point d'altération.

Le duodénum contient une assez grande quantité d'un liquide d'un gris-verdâtre.

Sa première portion, ou portion pylorique, est légèrement rouge. A la réunion des portions verticale et transversale de cet intestin, et dans une étendue de trois pouces, la membrane muqueuse est d'un rouge brunâtre tirant sur le noir. Cette couleur occupe toute la surface des valvules et les intervalles qui les séparent ; elle pénètre très-profondément dans le tissu cellulaire sous-muqueux. *La membrane muqueuse conserve son épaisseur et sa consistance.*

Dans le reste du duodénum on trouve des plaques de cette couleur, moins nombreuses que celles de la partie décrite ci-dessus.

On rencontre dans les quatre premiers pouces du jéjunum des plaques de la même couleur, et, à la fin de cet intestin, quelques autres qui sont arborisées et moins colorées.

En général, *cet intestin est remarquable par sa pâleur, son amincissement et son exténuation.*

L'iléon, dans sa plus grande partie, présente la même ténuité, la même pâleur, la même maigreur que le jéjunum, et à un pied de la valvule iléo-cœcale, la membrane muqueuse de cet intestin offre, jusqu'au-delà de cette valvule, la même altération que celle qui a été observée dans le duodénum. Les follicules isolés de cet intestin y sont très-développés.

Le cœcum contient deux cuillerées d'un liquide dont la couleur et la consistance ressemblent à de la lie de vin ; toute sa membrane muqueuse, surtout près de la valvule, a la même couleur rouge foncé brunâtre que celle qui a été observée dans le jéjunum et l'iléon.

La même rougeur se prononce dans une étendue de huit à neuf pouces le long du colon ascendant.

Le reste du colon est sain, et contient des matières fécales pultacées.

Le rectum est sain.

La vessie, saine, contient une quantité peu considérable d'urine limpide.

Le mésentère contient une graisse jaune et molle
analogue à celle que l'on a trouvée sur le cœur,
dans le médiastin, et dans le tissu cellulaire sous-
cutané.

Les reins sont sains et recouverts d'une assez
grande quantité de la graisse jaune et molle observée ailleurs, c'est-à-dire sur le cœur, dans le
médiastin antérieur, et sous la peau. La même
observation s'applique au mésentère, qui en contient une quantité assez considérable.

Il résulte de tous ces faits que la mort nous a
paru avoir été occasionée par les lésions observées
dans les diverses parties du tube digestif.

Signé : Broussais, Spurzheim, Husson, Marjolin, Esquirol, Bourdios, Casimir Broussais, Lacorbière, Gaubert, François
Broussais, Emery, docteurs en médecine.

Tels sont tous les faits et toutes les circonstances
de la maladie de M. Périer. Nous avons voulu les
reproduire dans leurs moindres détails, afin de
laisser au lecteur la faculté de juger par lui-
même ce qu'il faut penser de cette maladie, et de
la manière dont elle a été traitée.

Nous allons maintenant examiner toutes ces circonstances, et montrer, en les rapprochant naturellement les unes des autres, ce que la médecine et la saine logique leur feront dire de plus conforme à la vérité.

1° Quelles ont été les différentes affections que M. Périer a éprouvées dans le cours de sa maladie?

2° De quelle maladie est-il mort?

3° Quelle influence paraît avoir eu sur le cours de la maladie le traitement qu'on lui a opposé?

Pour résoudre ces trois questions, nous ne nous bornerons pas à interroger les circonstances de l'ouverture du corps ainsi qu'on l'a fait, mais nous réunirons tous les moyens de détermination que possède la médecine, savoir : 1° les commémoratifs; 2° les symptômes de la maladie dans toutes leurs combinaisons; 3° le traitement; 4° l'autopsie cadavérique. Ces différentes sources doivent fournir leur contingent de lumières, et s'aider réciproquement dans leur signification respective.

PERMIÈRE QUESTION. *Quelles ont été les différentes affections que M. Périer a éprouvées dans le cours de sa maladie?*

Cette question présente trois points à considérer; ces trois points correspondent aux trois périodes principales de la maladie de M. Périer, ainsi que nous les avons établies plus haut. Nous les examinerons successivement.

A. Lorsque M. Périer s'alita, il se plaignait de malaise depuis plusieurs jours. On sait qu'il était sujet à des dérangemens gastriques, pour lesquels M. Broussais lui avait prescrit de nombreuses applications de sangsues à l'épigastre. Son médecin habituel, M. Emery, crut voir dans la diarrhée de M. Périer un retour de cette ancienne affection, qui pouvait être compliquée de l'influence épidémique. En effet, aussitôt après l'application des sangsues, des accidens cholériformes se manifestèrent : c'est-à-dire deux vomissemens et quelques crampes. On déploya contre ces symptômes de cholérine un appareil de moyens proportionnés à l'importance qu'on voulait donner à la guérison : *quatre-vingt-cinq* sangsues du jour au lendemain. Il est inutile de faire remarquer que M. Périer n'a présenté aucun des symptômes du vrai choléra, qui sont le *refroidissement, l'absence du pouls, la coloration en bleu, et la suspension des urines*. D'ailleurs la diarrhée n'offrait nullement le caractère de la diarrhée cholérique. Enfin, le pouls, au lieu de s'affaisser, marquait un léger mouvement fébrile. Ainsi, sur ce premier point, MM. Casimir Broussais et Lacorbière n'ont pas été exacts, quand ils ont affirmé que M. Périer avait eu un choléra *violent*, que M. Broussais avait enlevé en six jours. C'était tout simplement une cholérine très-ordinaire, qui offrait peu de chances au choléra, car on a remarqué qu'elle aboutit rarement au choléra lorsqu'elle est accompagnée de fièvre à son début ; la cholérine qui est suivie du choléra est caractérisée ordinairement par un affaissement du pouls.

B. Le second point de la question se trouve résolu par les déclarations unanimes de MM. Broussais et autres médecins qui ont donné des soins à M. Périer dans cette période de la maladie. Après la première consultation, ces messieurs affirmèrent et signèrent que M. Périer était atteint *d'une inflammation du cerveau*. Plus tard, ils déclarèrent encore, après avoir exploré le malade, que les organes digestifs étaient dans l'état le plus sain. Jusqu'alors il n'était donc pas venu à l'idée de personne que M. Périer fût atteint de gastrite. Nous pourrions nous en tenir à cette déclaration, si après la mort (1) MM. Broussais et Lacorbière n'avaient jugé à propos d'attribuer les symptômes cérébraux de cette époque à la réaction sympathique de l'estomac sur le cerveau. Mais puisqu'ils se sont en quelque sorte rétractés, nous ne sommes pas plus obligés d'avoir confiance dans leur diagnostic, qu'ils n'en ont eu eux-mêmes. Examinons donc la question sous toutes ses faces : « il en doit sortir un enseignement utile à l'humanité (2). »

(1) Voir la lettre insérée dans *le Nouvelliste* du 22 mai, rapportée ci-après.

(1) Expressions de la lettre de MM. Broussais fils et Lacorbière.

M. Périer n'avait point de gastrite à l'époque où M. Esquirol lui donna des soins conjointement avec MM. Broussais :

Parce que MM. Broussais et autres médecins déclarèrent qu'ils reconnaissaient alors une inflammation du cerveau ;

Parce que toute la médication fut dirigée vers cet organe. Sangsues, ventouses au col, à la tête ; affusions froides, etc. ;

Parce que aucun remède ne fut dirigé vers l'estomac ;

Parce que M. Broussais, qui regarde le sulfate de quinine comme un irritant du tube digestif, *ordonna* lui-même, sans consultation préalable. cette substance en lavement, contre la prétendue périodicité des accès.

Ces preuves, je le sais, n'ont plus de valeur, depuis l'aveu de MM. Broussais et Lacorbière, que pour montrer l'erreur qu'ils auraient commise dans le diagnostic et le traitement de la maladie de M. Périer : car qu'on ne perde pas ceci de vue, c'est que ce sont eux qui ont affirmé qu'il y eût inflammation du cerveau, et non MM. Esquirol et Emery qui croyaient avoir affaire à une autre maladie, ainsi que nous le dirons plus bas. Mais en accordant à MM. Broussais qu'ils se sont trompés sur le premier point, nous ne convenons pas qu'ils aient raison sur le second. En effet, *aucun* symptôme gastrique ne se maninifesta; la langue était humide, pâle, molle.

Il n'y avait aucune douleur à l'épigastre ni à l'abdomen même à la pression.

Le malade conservait de l'appétit. Les bouillons qu'il prenait avec plaisir l'ont calmé à plusieurs reprises.

Les évacuations produites par un lavement purgatif ont sensiblement amélioré l'état du malade.

Enfin il y avait souvent rémission complète dans les mouvemens du pouls, et il ne marquait qu'accidentellement un état fébrile.

Nous pouvons donc conclure, sans autre frais de logique, que M. Périer, dans la seconde période de sa maladie, n'avait point d'inflammation du cerveau, et qu'il n'avait point de gastrite.

Par voie d'exclusion, nous arrivons naturellement à démontrer que les accidens cérébraux caractérisaient une de ces affections mentales qu'on est convenu d'appeler nerveuses, parce qu'elles ne se rattachent à aucune lésion organique connue. Cette proposition, qui s'établit d'elle-même par la négative des deux précédentes, a d'autres preuves à faire valoir; nous pouvons même dire que toutes concourent à la démontrer.

M. Périer appartenait à une famille dont tous les membres ont éprouvé plus ou moins de maladies nerveuses. Madame sa mère, à l'âge de cinquante-cinq ans, eut un accès de délire aigu. Madame sa sœur, à un âge moins avancé, éprouva le même accident. Chez ces deux malades, le délire dura de cinquante à soixante jours, il éclata à la suite d'une maladie aiguë dont le nom nous est inconnu.

Depuis un an, M. Périer a eu les facultés intellectuelles excitées au plus haut degré. Des contrariétés, des travaux nombreux, des fatigues continuelles, des insomnies fréquentes ont dû énerver chez lui les puissances du cerveau. Deux fois depuis cette époque, et deux mois environ avant sa maladie, il s'est plaint d'un embarras singulier dans les idées qui lui a donné beaucoup d'inquiétude. Une fois il a fait appeler un médecin pendant la nuit, tant il était effrayé d'une situation morale dont il ne pouvait se rendre compte.

Voilà des circonstances commémoratives qui caractérisent les plus grandes dispositions à une affection essentielle du cerveau. Voyons maintenant le début de la maladie et ses principaux symptômes.

M. Périer était rétabli d'une première affection. Il avait de l'appétit : M. Broussais reconnaissait une convalescence franche. Tout à coup les idées s'exaltent, et, à la suite d'une saignée abondante (36 onces) et d'une application de sangsues, il est pris de mouvemens convulsifs tétaniques qui durent trois quarts d'heure. Cet accès fait place à un délire, souvent calme et pour ainsi dire raisonné;

les autres fonctions paraissent être dans l'état le plus complet d'intégrité ; il y a même des momens où le malade a recouvré toute sa raison, où il parle de tout de la manière la plus lucide ; enfin ce n'est que vers la fin de la maladie que le sommeil cesse d'être complet. Qu'on nous dise si tout cela caractérise une inflammation du cerveau, et moins encore *un ramollissement* de cet organe, ainsi que M. Broussais, auteur d'un livre sur la folie, l'a prétendu ! Qu'on nous dise où on a vu des inflammations qui durent depuis quinze jours avec des alternatives de raison, c'est-à-dire avec cessation de l'inflammation ! Mais ces argumens sont produits en pure perte, car MM. Broussais ont déclaré que l'affection cérébrale était symptômatique. Pour qui a vu des maladies mentales nerveuses, il n'est aucun doute que cet état de calme et d'agitation alternatifs, ce délire qui porte sur une série d'idées fixes, accompagné d'appétit, de calme dans le pouls, ne soit caractéristique d'une affection de ce genre. Les diverses circonstances du traitement et l'opiniâtreté de la maladie à résister aux moyens antiphlogistiques les plus énergiques, ajoutent encore à toutes ces preuves. Les bains frais réussissent presque toujours à calmer les agitations les plus violentes. Au contraire, les évacuations sanguines sont sans résultat. Donc M. Périer était atteint d'une affection du cerveau dite *essentielle*, c'est-à-dire qui ne dépendait pas d'une altération matérielle appréciable de cet organe.

Ainsi, à l'égard de ce second point de la première question, nous concluons :

1° Que M. Périer n'a point eu, dans la seconde période de sa maladie, une inflammation du cerveau, comme MM. Broussais l'avaient d'abord déclaré ;

2° Qu'il n'a point eu davantage de gastrite, ainsi qu'ils l'ont affirmé plus tard ;

3° Enfin qu'il a eu ce qu'ils n'ont pas voulu reconnaître : une affection purement nerveuse.

Passons au troisième point de la question.

C. Nous n'avons pas besoin de beaucoup d'efforts pour prouver qu'après la retraite de MM. Esquirol et Emery, la maladie bien constatée de M. Périer ne s'est pas changée en gastrite ; car le 2 mai, c'est-à-dire après un mois de maladie, au moment où M. Périer paraissait à tout le monde, à M. Broussais lui-même, dans un état fort grave, M. Broussais, et autres médecins qu'il avait amenés, déclarèrent le tube digestif dans l'état le plus sain. « Il est complétement guéri », a dit M. Broussais à la famille. Cependant le délire, l'état comateux, la grande faiblesse, persistèrent, et à un tel degré, que MM. Emery et Esquirol ne voulurent point garder la responsabilité d'un tel état sans changement dans la médication.

Mais, dira-t-on, la gastrite a immédiatement éclaté après la retraite de MM. Esquirol et Emery; elle a même été attribuée au dernier bouillon ou à la dernière cuillerée de crème de riz. Nous demanderons quelle est la gastrite qui débute par quarante-huit heures d'un sommeil léthargique? D'ailleurs la lettre de MM. Broussais fils et Lacorbière fait remonter cette affection à l'époque des premiers symptômes cérébraux, et l'on sait maintenant à quoi s'en tenir sur ce point.

Il ne reste plus à MM. Broussais qu'à invoquer les derniers symptômes de la maladie et les résultats de l'autopsie cadavérique en faveur de leur opinion.

Quels ont été les symptômes de la maladie de M. Périer! Tous ceux de la précédente période, plus une grande faiblesse, plus un état de torpeur, d'anéantissement, plus un peu de sensibilité à l'épigastre et dans la région iliaque, une diarrhée colliquative qui prenait sa source dans la même cause que les symptômes précédens. Y eût-il eu dans les phénomènes gastriques des envies de vomir, des vomissemens, que ces symptômes ne feraient qu'ajouter à tout ce qui caractérise une résolution complète de forces, un état de dépérissement résultant d'une maladie longue et d'un traitement énervant. Et l'autopsie? et le témoignage de MM. Esquirol, Emery, ex-médecins du malade; de MM. Husson, Marjolin et Bourdois? Tous ces médecins, il est vrai, ont signé le procès-verbal qui déclare que la mort leur a *paru* avoir été occasionée par les lésions observées dans les diverses parties du tube digestif... Cet argument est le plus décisif en faveur de MM. Broussais. Mais que prouve-t-il, à la rigueur? tout au plus qu'une congestion intestinale s'est opérée quelques heures, quelques jours peut-être avant la mort; car il ne faut pas oublier que, le 2 mai, M. Broussais déclarait en présence de la famille qu'il n'y avait plus rien dans le tube digestif, qu'il était *parfaitement guéri*. Or, depuis ce moment jusqu'à la retraite de MM. Esquirol et Emery, il n'a été donné pour tout aliment que neuf cuillerées de bouillon. D'ailleurs, malgré la confiance que j'ai dans les lumières de MM. les médecins qui ont signé le procès-verbal, j'en ai davantage encore dans les faits et la logique, et je ne crois pas que l'autopsie (1), rapprochée de toutes les circonstances de la maladie, légitime la conclusion qu'ils en ont tirée. Examinons cette nouvelle question.

(1) MM. Broussais père et fils avaient si bien senti que les lésions existantes n'étaient pas suffisantes pour expliquer la mort, qu'ils ont prétendu que la muqueuse de l'estomac était détruite en partie. Il a fallu que M. Marjolin leur montrât, le scalpel à la main, qu'il savait encore séparer la membrane muqueuse du tissu cellulaire sous-jacent. Cette leçon d'anatomie n'a pas suffi, car le lendemain on lisait dans *le Nouvelliste* qu'une partie de la muqueuse de l'estomac avait été complétement détruite. L'auteur de cet article a espéré trouver des lecteurs plus faciles à convaincre que M. Marjolin.

Le procès-verbal dit qu'il y a une *rougeur uniforme* de l'orifice cardiaque de l'estomac, sans changement de *consistance ni d'épaisseur*. Cette rougeur a deux pouces de hauteur.

Le grand cul-de-sac présente une *arborisation* très-remarquable, dont les ramifications, d'un rouge foncé, sont entourées d'un *pointillé rouge* presque confluent et d'une *couleur rouge plus vive*. La muqueuse de cette partie est excessivement amincie : on trouve dans la longueur de cette petite courbure une *arborisation* très-vive, moins prononcée que celle du grand cul-de-sac, et un grand nombre de petits points rouges.

Voilà des arborisations, des points, des rougeurs, mais *nulle part d'altération de texture de la muqueuse*.

Je néglige de m'arrêter aux *rougeurs* trouvées dans le duodénum et même à sa *couleur brunâtre,* parce que, dit le procès-verbal, la muqueuse avait son *épaisseur et sa consistance naturelles*. Il en est de même des *plaques* du jéjunum, qui est remarquable par sa *pâleur, son amincissement* et *son exténuation*. L'iléon offre les mêmes caractères et la même *coloration;* les follicules isolés y sont très-développés. Il n'y a qu'une coloration analogue aux précédentes dans le cœcum, le colon et le rectum. *Nulle part* il n'y a ni changement *de consistance*, ni *épaississement*, ni aucune trace *d'altération de tissu*. Il n'y a que coloration différente, rouge, brune, noire si on veut, mais toujours il n'y a que changement de couleur.

Si on eût ouvert le cadavre de M. Périer sans connaître les précédens de la maladie, il serait peut-être permis de conserver des doutes sur la signification de ces changemens de couleur de la muqueuse digestive. Mais rappelons - nous que la maladie a duré près de six semaines; que pendant tout ce temps les symptômes se sont manifestés du côté de la tête; que jamais l'estomac et les intestins n'ont fait soupçonner de maladie; que les fonctions de ces organes ont continué jusqu'aux derniers jours; que dans les mouvemens de l'excitation la plus violente, lorsque le pouls reprenait tout son développement, lorsque les veines de la tête se gonflaient, la figure s'animait, il ne se manifestait aucun phénomène de congestion vers l'abdomen. Nous regrettons de répéter ici ce que tout le monde sait; mais suffit-il d'un changement de couleur pour conclure à l'inflammation? Une inflammation au contraire qui aurait persisté aussi long-temps n'eût-elle pas modifié profondément, ulcéré peut-être la muqueuse où elle siégeait? Qui supposera une inflammation assez vive pour causer la mort, sans un commencement de désorganisation? et où remarque-t-on cette désorganisation? Nulle part. Il n'y a, en aucun point, le plus simple gonflement. Le tout se borne à un changement de couleur. Ne sait-on pas qu'il y a d'énormes différences entre les résultats de la congestion , de la stase du sang, et de la phlogose ? Nous ne rappellerons pas ici les expériences ingénieuses de M. Magendie , nous en avons tiré précédemment tout le parti possible dans une semblable question.

Mais le procès-verbal de l'autopsie ne dit pas tout ce qu'on y a observé. On y voit que le cœur était *mou*, *flasque*, contenant très-peu de sang ; et il omet de faire remarquer que *nulle part on n'a trouvé de sang*, ou du moins il y en avait extrêmement peu. A propos d'omission , nous en signalerons une plus grave ; MM. Broussais et Lacorbière disent dans leur lettre au *Nouvelliste* que *le cerveau a été trouvé presque normal*, et il est positif *qu'il n'a pas été examiné*. M. Spurzheim l'a enlevé presqu'aussitôt après l'ouverture du crâne , encore enveloppé par la pie-mère et l'arachnoïde , sans communiquer plus tard ce qu'il pouvait y avoir découvert. Deux des médecins se sont plaint de cette soustraction, et on n'en a tenu aucun compte. Cependant M. Spurzheim a signé le procès-verbal de l'autopsie sans y avoir assisté ; par compensation , on l'a publié avec le nom de M. Emery qui ne l'avait pas signé.

Concluons sur tous ces points :

La maladie de M. Périer a présenté dans sa première période une cholérine ;

Dans la seconde, une affection cérébrale essentielle ;

Dans la troisième, la continuation de la même maladie, plus un grand affaissement et l'agonie. Avec la meilleure volonté, il est impossible de voir dans tout ce qui précède la moindre apparence de gastro-entérite.

SECONDE QUESTION. *De quelle maladie est mort M. Casimir Périer?* Nous croyons devoir réunir cette question à la troisième.

TROISIÈME QUESTION. *Quelle influence paraît avoir eu sur le cours de la maladie le traitement qu'on lui a opposé ?*

M. Périer n'est pas mort d'une gastrite ou d'une gastro-entérite ; il n'est pas mort davantage d'une inflammation du cerveau, puisqu'il est démontré qu'il n'a eu aucune de ces deux maladies. Reste donc deux causes principales à apprécier : la maladie essentielle du cerveau, et le traitement auquel M. Périer a été soumis dans tout le cours de sa maladie. Il est assez difficile de faire la part exacte de ces deux élémens ; il est délicat de prononcer, même en connaissance de cause, sur leur influence respective ; car, malgré nos convictions, nous répugnons toujours à donner une fois raison au public qui accuse si souvent à tort les médecins de la mort de leurs malades. Mais il y a ici une question de science et d'humanité, c'est bien assez pour passer outre de petites considérations qui n'ont pas arrêté MM. Broussais fils et Lacorbière. Ces messieurs ont insinué publiquement (1) qu'ils regardaient la mort de M. Périer comme due en partie aux entraves que MM. Esquirol et Emery avaient apportées à leur traitement. En retournant l'accusation nous ne ferions qu'user de représailles, mais nous agirons avec plus de ménagement; nous nous bornerons à discuter les faits, à les mettre sous les yeux du lecteur, qui conclura de lui-même.

Le premier fait qui ressort de ce que nous avons dit précédemment, c'est que MM. Broussais ont commis, de leur aveu, deux fautes graves dans le traitement de M. Casimir Périer; ils ont combattu pendant long-temps une maladie imaginaire, l'inflammation du cerveau, et ils ont négligé, toujours de leur propre aveu, d'attaquer la maladie réelle, la gastrite. Quelque opinion qu'on adopte, il en résulte une conséquence fâcheuse; car, dans leur hypothèse, ils auraient fait d'énormes saignées inutilement; ils auraient perdu tout le bénéfice de trois semaines de traitement, et enfin, en négligeant d'attaquer le foyer du mal, ils auraient ajouté à son intensité par l'emploi du sulfate de quinine et des purgatifs. Arrêtez-vous là, diront MM. Broussais, c'est à notre corps défendant qu'on a employé les pur-

____

(1) Voir leur lettre au *Nouvelliste*, page 277.

gatifs : cela est vrai ; mais pourquoi, si vous étiez convaincus que les purgatifs dussent nuire, ne vous y êtes-vous pas formellement opposés? Pourquoi ne vous êtes-vous pas plutôt retirés que de prêter les mains à une médication que vous regardiez comme nuisible? Car de deux choses l'une : ou bien vous croyiez à une gastrite, et alors il fallait employer votre traitement pur, ou vous retirer comme l'ont fait MM. Esquirol et Emery ; ou bien vous avez commis une erreur, et alors il y a peu de bonne foi de votre part à déverser publiquement sur d'autres la responsabilité de vos actes. Mais il faut bien croire que vous avez commis une erreur, car vous n'auriez pas donné, contre toutes les règles de votre doctrine, le sulfate de quinine, et encore moins auriez-vous cédé aussi facilement le terrain. D'ailleurs, le 1er mai vous eûtes une discussion très-longue et très-vive avec M. Esquirol, où vous prétendites encore qu'il y avait une inflammation des méninges du cerveau, et même ramollissement de cet organe.

Jusqu'ici le traitement aurait donc eu, de l'aveu même de MM. Broussais, trois conséquences fâcheuses sur la maladie : 1° d'avoir été dirigé vers un organe qui n'était que symptomatiquement malade; 2° d'avoir détourné les moyens que le foyer du mal réclamait; 3° d'avoir permis l'emploi de moyens nuisibles, les purgatifs, la quinine, et même l'alimentation.

Mais nous n'abuserons pas de la position où MM. Broussais se sont placés maladroitement. En niant qu'il y ait eu gastrite, et en démontrant, comme nous l'avons fait, que la maladie cérébrale était essentielle, nous les avons déchargés en partie du mal dont ils s'accusaient; le mal qu'ils ont causé n'est donc plus ni dans les purgatifs qu'ils ont laissé donner, ni dans la quinine qu'ils ont prescrite, ni dans les bouillons qu'ils ont permis, ni dans l'omission de tous les moyens indiqués contre la gastrite. Nous leur faisons grâce de tout cela, mais nous leur reprochons une erreur qui comprend toutes les erreurs, c'est d'avoir méconnu la maladie réelle, et, par leur traitement obstiné, d'avoir enlevé au malade les forces nécessaires à sa guérison.

Ces deux propositions ont-elles besoin d'une démonstration nouvelle? N'avons-nous pas assez prouvé que M. Périer n'avait eu ni gastrite, ni inflammation du cerveau, mais une affection purement nerveuse? N'avons-nous pas démontré que symptômes commémoratifs, symptômes actuels, marche de la maladie, traitement et mort, tout enfin concourait à établir cette proposition? Que reste-t-il à prouver maintenant? Jusqu'à quel point le traitement a précipité la terminaison funeste de la maladie. C'est aux médecins à décider de cette question. Qu'ils voient d'une part les énormes et fréquentes saignées qu'on a faites; qu'ils tiennent compte des effets immédiats que chacune d'elle a produits ; qu'ils mettent en balance le défaut de réparation résultant d'une diète presque continue ; qu'ils interrogent ensuite les circonstances de l'autopsie cadavérique , interprétées comme elles doivent l'être , et ils trouveront d'eux-mêmes la conclusion que nous nous abstenons de présenter.

LETTRE DE MM. ESQUIROL ET ÉMERY, AU RÉDACTEUR EN CHEF DE LA GAZETTE MÉDICALE DE PARIS.

Monsieur et très-honoré confrère,

Nous avons lu avec la plus grande attention l'exposé que vous venez de nous communiquer et que vous vous proposez de publier sur la maladie de M. Casimir Périer. Nous affirmons qu'il est conforme à la vérité pour tout ce que nous avons été à même d'observer pendant le temps où nous avons donné nos conseils, et nous vous félicitons d'avoir signalé dans le procès-verbal de l'ouverture du corps l'omission importante qui a été faite dans tous les journaux, relative à la non ouverture du cerveau.

Nous avons l'honneur d'être vos dévoués et affectionnés confrères,

EMERY, ESQUIROL, *docteurs-médecins.*

Paris, 5 juin 1831.

PIÈCES A CONSULTER.

1º Deux Pièces justificatives de M. Broussais, extraites de sa brochure sur *le Choléra*.

2º Lettre de MM. Casimir Broussais et Lacorbière, extraite du *Nouvelliste*.

PIÈCES A CONSULTER.

Sur la demande de M. Broussais, médecin en chef de l'hôpital militaire d'instruction du Val-de-Grâce à Paris, et d'après l'autorisation de M. le sous-intendant militaire chargé de la police des hôpitaux militaires de la place de Paris, je soussigné, officier principal d'administration, directeur dudit hôpital, déclare que vers la fin du mois d'avril dernier :

« Une personne se disant attachée au secrétariat-général du ministère du commerce et des travaux publics, s'est présentée à mon bureau vers trois heures après midi, de la part de M. Edmond Blanc, secrétaire-général dudit ministère, pour me demander un relevé par service de chacun de MM. les médecins du Val-de-Grâce, des cholériques entrés, sortis, guéris, morts et restant en traitement, à l'époque où cette demande m'a été faite.

» La personne qui m'a fait cette demande n'a pas dit son nom : c'était un jeune homme de vingt-cinq à trente ans, d'une taille élancée et assez élevée, figure très-brune et maigre, nez un peu épaté, cheveux, barbe et sourcils noirs, œil grand et très vif, un peu enfoncé, parole très brève et précipitée, montrant beaucoup d'assurance. Il était porteur d'un rouleau de papiers assez volumineux, qu'il tenait sous son bras ; il les a déployés sur une table, et, pour justifier la démarche qu'il faisait auprès de moi, il m'a fait remarquer les états de situation des cholériques que M. le ministre de la guerre a ordonné à tous les hôpitaux militaires de la place de Paris de fournir chaque jour à M. le ministre du commerce. Ces états sont nominatifs, sans distinction des services de MM. les médecins qui les traitent. Ils portent en résumé et numériquement les restans de la veille au matin, les entrans du jour, ceux sortis, ceux morts, et enfin les restans à l'hôpital ; j'ai reconnu les états du Val-de-Grâce, ceux de l'hôpital militaire des Invalides et du Gros-Caillou, et j'en ai vu des hospices civils.

» J'ai dit à cette personne que, malgré la présentation de tous ces papiers, qui pouvaient faire croire jusqu'à un certain point à la mission dont elle disait avoir été chargée par M. Edmond Blanc, secrétaire-général du ministère du commerce et des travaux publics, je ne fournirais aucun des renseignemens demandés sans une autorisation formelle de M. le ministrre de la guerre, laquelle devait m'être transmise officiellement par la voie hiérarchique établie dans l'administration militaire ; qu'il n'avait qu'à faire écrire à ce sujet par M. le ministre du commerce à celui de la guerre, et que jusque-là je ne communiquerais rien. Ce particulier s'est retiré, disant que, dans le jour même, il serait écrit dans ce sens au ministre de la guerre par celui du commerce.

» Le lendemain il est revenu vers midi, toujours ayant sous le bras le même rouleau de papiers qu'il avait la veille, pour me demander si j'avais reçu les ordres de M. le ministre de la guerre, pour lui fournir les notes qu'il désirait avoir, m'assurant qu'en rentrant la veille au ministère du commerce, il avait fait écrire au ministre de la guerre pour me faire donner l'autorisation en question, que je devais avoir reçue. Je lui répondis que je ne l'avais point reçue, et que jusque-là je persistais dans mon refus de lui fournir des informations.

» Je crus devoir rendre compte dès le même jour à M. le sous-intendant militaire chargé de la police de l'hôpital de ce qui arrivait, et de l'insistance du soi-disant commis du secrétariat-général du ministère du commerce. Il approuva ce que j'avais fait, et m'engagea à ne rien fournir jusqu'à ce qu'il m'eût transmis les ordres du ministre de la guerre.

» Le jour d'après, le même particulier, toujours avec son rouleau de papiers sous le bras, est revenu à la charge, me témoignant sa surprise de ce que je n'avais pas encore reçu les ordres qu'il avait fait solliciter auprès de M. le ministre de la guerre.

» Il était alors auprès d'un bureau où un employé était occupé à préparer un travail relatif aux cholériques, qui devait être remis le lendemain à M. le sous-intendant militaire chargé de la police de l'hôpital. Il eut l'air d'observer avec beaucoup de curiosité les papiers épars sur la table ; il voulut même y toucher et les voir de plus près. On lui fit remarquer son indiscrétion. Je lui dis que je n'avais pas encore reçu d'ordres, et que je ne lui donnerais rien jusqu'à ce que je les eusse reçus. Depuis, je ne l'ai plus revu et n'ai pas reçu d'ordres. S'il a recueilli des chiffres sur la table, cette indiscrétion n'a pu lui donner que des résultats très-imparfaits ; car, pour avoir un travail exact sur cet objet, il fallait faire des dépouillemens, de concert avec MM. les médecins traitans, qui seuls connaissent les mutations opérées dans leur service : toute autre manière ne pouvait produire que des résultats incertains et même fautifs, et si le particulier en question s'est prévalu de chiffres qu'il aura pris à la volée, son indiscrétion n'a pu que l'induire en erreur. Il est donc constant que je ne lui ai donné aucune note ni renseignement, et que j'ai fourni uniquement, soit au ministre de la guerre, soit à celui du commerce, soit aux autorités qui m'ont été indiquées, les seuls états sus-désignés, en vertu d'ordres positifs.

Paris, le 11 mai 1832.

L'officier principal d'administration, directeur.

Signé BOURDIN.

Vu par nous, sous-intendant militaire chargé de la police de l'hôpital militaire du Val-de-Grâce.

Signé EVRARD.

———

La pièce précédente contient toute l'histoire des suppôts de la médecine brouillonne des entités, réduite aux abois. N'ayant aucun argument supportable à opposer aux médecins physiologistes, qu'ils trouvent toujours inexpugnables sur le terrain de l'observation physiologique, ils n'ont plus de ressource que dans la fureur et dans l'imposture. Ils essaient de persuader au public que nous n'obtenons pas dans la pratique les résultats que nous annonçons. Ils cherchent aussi à brouiller le médecin en chef du Val-de-Grâce avec ses collaborateurs, en flattant l'amour-propre de ces derniers par les

avantages qu'ils leur accordent sur lui dans les résultats nécrologiques. Cette tentative, qu'ils avaient faite autrefois, ne leur ayant
pas réussi, ils la renouvellent aujourd'hui dans l'espoir d'un meilleur succès. Ils ont vu cependant, avec tout le public, qu'il existe
toujours un accord parfait entre le professeur Broussais et les autres
professeurs du Val-de-Grâce, ses collaborateurs, puisque ceux-ci
n'ont point cessé de déposer dans les *Annales* les résultats de leurs
observations et d'y consigner des principes de médecine parfaitement
semblables aux siens; mais cette preuve authentique de l'identité de nos
doctrines ne les a point fait renoncer à leur projet : ils ont pensé que
le choléra-morbus serait une belle occasion, et qu'il importait de la
saisir pour semer la division parmi nous. Sils parvenaient à prouver
que les médecins du Val-de-Grâce ne sont pas d'accord, et que, avec
une pratique opposée à celle de M. Broussais, ses collaborateurs ob-
tiennent de meilleurs résultats, ils seraient au comble de leurs vœux;
ne pouvant y réussir, ils s'abstiennent d'aborder cette question et ils
se contentent d'assurer que les guérisons sont plus multipliées dans le
service des autres médecins du Val-de-Grâce que dans celui de
M. Broussais, avec l'espoir que le public en tirera la conclusion que
leurs principes de médecine, et par conséquent leur pratique, diffèrent des siens. Ils ne prennent point en considération un fait de
haute importance : que M. Broussais, chargé de l'enseignement clinique, s'imposent constamment la loi de rassembler dans ses salles
des maladies graves, et que, par conséquent, lorsque ces maladies
sont peu nombreuses dans l'hôpital, on en trouve toujours plus dans
ses salles que dans celles de ses collaborateurs; c'est ainsi que furent
déposés dans son service les premiers cholériques qui parurent, et
qu'il ne s'en trouva dans les autres que lorsqu'ils se furent multi-
pliés, au point que les salles de la clinique ne pouvaient plus y
suffire. Ajoutons que le traitement que les autres médecins du Val-
de-Grâce adoptèrent alors, était le même que celui que M. Broussais avait institué.

Voilà les faits : maintenant, qu'il y ait eu quelques différences
dans les résultats, et que ces différences aient été en faveur des au-

tres médecins, question qui n'a pas été approfondie ; qu'en pourrait-on conclure, puisque la pratique a été la même, et puisque les chirurgiens de garde avaient reçu de M. Broussais l'ordre de faire déposer les cholériques les plus malades dans la clinique, ce à quoi ils étaient d'ailleurs portés par l'intérêt de leur instruction, attendu que M. Broussais leur donnait, sur ces malades, des détails et des explications que les autres médecins n'étaient point chargés de leur donner? Il suffit du plus simple bon sens pour comprendre que les choses n'ont pu se passer autrement.

Au surplus, M. Broussais n'a jamais eu l'idée de comparer ses résultats avec ceux de ses collaborateurs, et il ne l'aura jamais, quelles que soient les différences qui puissent s'y rencontrer. Son but n'est ni de se faire valoir aux dépens d'excellens amis qui tous professent la même doctrine que lui, en cas d'avantages nécrologiques en sa faveur, ni de descendre à des explications minutieuses pour se justifier dans le cas contraire : ces petitesses sont étrangères à son caractère bien connu. Heureux du bon accord et de l'uniformité de doctrines qu'il voit régner depuis si long-temps au Val-de-Grâce, il se contente de faire son devoir dans le poste qu'il doit à la confiance du gouvernement, et se place tranquillement au-dessus de la médisance et de la calomnie. Les autres médecins du même hôpital ont aussi toujours tenu la même conduite.

Paris, le 12 mai 1832.

> *Les médecins du Val-de-Grâce,*
> *Signé* Pierre, Damiron, Gasc, Broussais.

LETTRE DE MM. BROUSSAIS FILS ET LACORBIÈRE.

La lettre suivante a été insérée dans le *Nouvelliste* et le *Journal des débats* du 22 mai dernier :

Monsieur le rédacteur,

Quand en France, et dans toute l'Europe, la maladie de M. Casimir Périer a excité le plus haut intérêt et les plus vives inquiétudes : quand ces sentimens, si justement motivés par l'importance du malade et par la gravité du mal , ont encore été accrus par les insinuations malveillantes de certains articles de journaux , par respect pour l'opinion , il est du devoir des médecins qui ont jusqu'à la fin donné leurs soins à M. le président du conseil de mettre sous les yeux du public un historique abrégé , mais fidèle , de sa maladie. Ce devoir, ils le remplissent avec d'autant plus d'empressement, que de ce triste exposé il doit du moins sortir un enseignement utile à l'humanité. C'est dire assez, monsieur le rédacteur, que ces médecins sont persuadés que vous vous empresserez d'être leur interprète dans votre estimable journal.

La maladie de M. le président du conseil a débuté le 5 avril : c'était un violent choléra-morbus; il fut si promptement enlevé, que dès le sixième jour le malade prenait déjà des potages. Depuis ce moment jusqu'à la dernière huitaine, on ne cessa d'administrer au malade, soit de petits potages de vermicelle, soit des bouillons toutes les quatre heures, la nuit et même le jour. Ces alimens ne furent suspendus que pendant quelques momens d'exacerbation. Mais bientôt M. le président du conseil eut des phénomènes nerveux et même du délire, qui firent craindre une inflammation du cerveau. Cette complication, à laquelle se rattachait une raison d'état, fit appeler M. *** en consultation, afin d'émettre son opinion sur le rapport que ce délire pourrait avoir avec les maladies qu'il est dans l'habitude de traiter. M *** jugea les phénomènes nerveux et le délire *essentiels*, obtint qu'ils fussent combattus comme tels, et surtout insista sur deux points , la nécessité de soutenir les forces du malade par l'alimentation, et celle de déterminer une irritation sur l'estomac et sur les intestins, dans le but de déplacer celle de la tête. Un des médecins traitans partagea entièrement cette opinion.

M. Broussais et trois autres médecins, qui se trouvaient en opposition avec ces messieurs, bien que non *convaincus*, ayant d'abord obtempéré à ce vœu, et n'ayant pas tardé à voir que la stimulation causée par l'alimentation , et la tentative de révulsion sur le canal digestif faite au moyen du calomel, etc., loin de diminuer l'irritation du cerveau, ne faisait que l'accroître, doutèrent alors de la nature essentielle de l'affection cérébrale, et préparèrent, pour s'en assurer, la suspension pendant quarante-huit heures, non-seulement de toute médication révulsive sur le tube digestif, mais même de l'alimentation. Toutefois le refus fait par le consultant et son adhérent d'accorder cette suspension pendant le temps demandé provoqua une scission, et, définitivement, la retraite de ces messieurs. Au bout des quarante-huit heures révolues, la raison avait reparu, ce qui venait à l'appui de l'opinion des médecins physiologistes; et une seconde tentative légère d'alimentation ayant reproduit les accidens cérébraux, il ne leur fut plus permis de mettre en doute la dépendance où ces phénomènes étaient de l'irritation des voies digestives. Jusqu'à la fin, le traitement fut dirigé d'après les mêmes vues, qui furent adoptées par trois nouveaux consultans, puisqu'ils n'admirent, pour toute alimentation, qu'une tisane avec addition de lait, la décoction blanche de Sydenham, dépouillée de son opium et de son eau de cannelle, et quelques quarts de lavement d'eau de fraise de veau, dont les doses, alors *fractionnées*, seraient augmentées en raison du retour de la faculté digestive. Mais cette faculté avait reçu de trop fortes atteintes, l'augmentation fut impossible, et le malade succomba (notons bien ceci) sans que le désir qui n'avait été entretenu que par les alimens et les stimulans médicamenteux se fût reproduit. Enfin, l'autopsie a mis hors de doute l'opinion de M. Broussais et de ses cotraitans, puisqu'elle a démontré une phlegmasie des deux tiers supérieurs de l'estomac (dont elle avait dénaturé une grande partie de la membrane interne), qui, d'une part, s'étendait dans l'œsophage, tandis que de l'autre, elle se prolongeait dans le duodénum, les intestins grêles, le cœcum et le colon, où elle avait produit d'effrayans désordres.

» *Conclusion.* Les médecins qui ont assisté à l'autopsie, sans en excepter les premiers consultans, qui avaient voté pour l'alimentation et la stimulation révulsive du canal digestif, n'ont point hésité à attribuer la mort de M. le président du conseil aux lésions oc·

casionées par l'inflammation gastro-intestinale , d'autant plus que l'état du cerveau, *presque normal,* ne pouvait nullement fournir la raison de cette catastrophe.

» Ainsi, plus de doute que le délire et les phénomènes nerveux qui ont prédominé quelque temps pendant le cours de la maladie de M. le président du conseil ne dépendissent nullement d'une altération essentielle du cerveau, mais ne fussent le pur et simple effet de l'influence du tube digestif irrité sur ce viscère, et que toute stimulation gastro-intestinale, alimentaire ou médicamenteuse, ne tendît à accroître cette influence et à amener une terminaison funeste.

» Agréez, etc. »

CASIMIR BROUSSAIS et LACORBIÈRE ,
Docteurs-Médecins.

𝔓𝔯𝔬𝔰𝔭𝔢𝔠𝔱𝔲𝔰.

L'invasion du choléra-morbus en France avait rendu indispensable l'existence d'un journal spécialement consacré à l'histoire de l'épidémie. La *Gazette médicale* de Paris s'est chargée de cette tâche ; l'empressement avec lequel tous les recueils scientifiques et littéraires ont reproduit ses articles lui permet de croire qu'elle n'est pas restée au-dessous de sa mission. Maintenant que l'épidémie touche à sa fin dans la capitale, pour porter ses ravages dans plusieurs départemens, la *Gazette médicale* croit pouvoir indiquer les travaux qu'elle a publiés comme garantie des efforts qu'elle continuera à faire pour mériter la confiance de ses lecteurs.

Jusqu'ici, les principales recherches des médecins de Paris ont surtout été dirigées vers le traitement du choléra. Une autre série de travaux va commencer, la discussion des nombreuses questions qui se rattachent à l'épidémie régnante. Cette discussion n'offrira pas moins d'intérêt que ce qui avait trait à la thérapeutique. Sous ce second rapport comme sous le premier, la *Gazette médicale* est en mesure de publier ce qu'il y aura de plus important et de plus utile à connaître. Plusieurs mémoires dus aux principaux médecins de la capitale ont été déjà insérés dans ses colonnes : la cessation prochaine de l'épidémie de Paris lui permettra de consacrer plus d'espace à l'examen et à la discussion des grandes questions que comporte le choléra.

Indépendamment de ses publications concernant le choléra, la *Gazette médicale* continuera, comme par le passé, à tenir ses lecteurs au courant de ce qui peut les intéresser dans les diverses branches de la médecine. Il est inutile de répéter ce qu'elle est susceptible de faire pour la science : le rang qu'elle occupait avant l'invasion du choléra, et la manière dont elle a répondu à la confiance des médecins durant l'épidémie, donnent la mesure de ce qu'elle continuera à faire pour l'art de guérir. Tant que durera le choléra en France, elle ne négligera aucun moyen d'éclairer la nature et le traitement de cette cruelle maladie; mais à mesure que les matériaux relatifs à l'épidémie régnante diminueront d'intérêt, la *Gazette médicale* les remplacera par des articles sur les points les plus importans et les plus intéressans de la médecine. C'est ainsi qu'en obéissant toujours au besoin des circonstances, la *Gazette médicale* espère convaincre les médecins qu'aucun recueil de médecine n'est aussi complet, aussi étendu, et rédigé avec plus d'indépendance et de bonne foi.

La *Gazette médicale* paraît par numéro de quatre pages grand in-4°, les mardis et jeudis, et par numéro de douze pages les samedis. Les numéros du mardi et du jeudi sont destinés à faire connaître les faits principaux, à discuter les questions actuelles relatives à la médecine et aux institutions médicales. Le numéro du samedi renferme les grands mémoires et les articles étendus qui sont lus dans les Académies, ou communiqués à la *Gazette médicale*.

TABLE DES MATIÈRES

CONTENUES DANS LES NUMÉROS DE LA GAZETTE MÉDICALE DEPUIS L'INVASION DU CHOLÉRA - MORBUS EN FRANCE JUSQU'AU 12 JUIN.

Numéro du 3 avril. — De l'invasion du choléra-morbus à Paris. — Bulletin du 2 avril. — Revue des cas de choléra observés à l'Hôtel-Dieu de Paris. —

Traitement de MM. Magendie, Petit, Honoré et Bally. — Revue de l'hôpital de la Charité.—Traitement de MM. Dance, Fouquier, Rullier, Rayer et Lherminier. — Traitement des médecins de l'hôpital de la Pitié.

Numéro du 5 avril. — Bulletin du 4 avril. — Revue des cas de choléra observés à l'Hôtel-Dieu. — Traitement de M. Samson. — Académies des Sciences et de Médecine. — *Correspondance médicale.* — Extrait d'une lettre de M. le maréchal Maison. — Observation sur un cas de mort apparente chez un enfant atteint du choléra-morbus.—Observation sur l'influence du magnétisme animal, et sur l'emploi de la compression épigastrique dans le traitement du choléra-morbus.

Numéro du 7 avril. — Bulletin du 6 avril. — Revue de l'Hôtel-Dieu. — Modification dans le traitement de M. Honoré.— Hôpital de la Charité.— Opinion et traitement de M. Rayer. — Hôpital de la Pitié. — Traitement de MM. Andral, Clément, Serres, Louis, Parent-du-Châtelet. — *Correspondance.* —Traitement du choléra de Vienne.

Numéro du 10 avril. — Bulletin du 9 avril. — Revue de l'Hôtel-Dieu. — Traitement des médecins de l'hôpital Saint-Louis. — Hôpital du Val-de-Grâce. — Traitement de M. Broussais. — *Correspondance médicale.* — Sur un nouveau mode de l'emploi de l'électricité dans le traitement du choléra-morbus. — Note comparative sur le traitement du choléra-morbus de Pologne et de Paris; 1er article.

Numéro du 12 avril. — Bulletin du 11 avril. — De la cholérine et de son traitement. — Revue de l'Hôtel-Dieu. — Hôpital Saint-Louis. — Traitement de M. le professeur Alibert. — Note comparative sur le traitement du choléra de Paris et de Pologne, 2e article. — *Correspondance.* —Sur l'emploi des vomitifs dans la période d'incubation du choléra. — Sur le degré d'influence préservative des cautères et des vésicatoires contre le choléra-morbus.

Numéro du 14 avril. — Bulletin des 12 et 13 avril. — De la transformation du choléra-morbus de Paris. — Revue de l'Hôtel-Dieu.—Hôpital de la Charité. — Hôpital Saint-Antoine. — Traitement de MM. Kapeler, Mailly. — Académie des Sciences. — Académie de médecine.— Emploi de l'oxygène contre le choléra. — *Correspondance médicale.* — Note sur le charbon considéré comme agent préservatif et curatif du choléra-morbus. — Analyse de l'air atmosphérique de Paris. — Choléra-morbus d'Allemagne. — Le choléra observé en Gallicie pendant l'année 1831. — Exposé historique de l'explosion du choléra-morbus asiatique à Hambourg. — Choléra épidémique à Lemberg.

Numéro du 17 avril. — Bulletin des 14 et 15 avril. — Note sur un nouveau traitement du choléra-morbus par les frictions mercurielles. — Revue de l'Hôtel-Dieu.—Hôpital des Vénériens. — Traitement de M. Ricord.— Choléra-morbus d'Allemagne.— Le choléra épidémique à Lemberg.— Le choléra observé en Gallicie, 2e article. — Marche du choléra dans les départemens.

Numéro du 19 *avril.* — Bulletin des 17 et 18 avril. — Etat des décès de cholériques à Paris depuis l'invasion du choléra-morbus jusqu'au 14 inclusivement. — Revue de l'Hôtel-Dieu. — Tableau de la mortalité parmi les employés de l'hôpital. — Hôpital Saint-Louis. — Service de M. le professeur Alibert. — Sur les dangers des émigrations dans la période actuelle de l'épidémie. — Académie des sciences.—*Correspondance.* — Sur l'emploi des vomitifs et des purgatifs dans le début du choléra-morbus. — Analyse du sang d'un cholérique.— Sur l'emploi du gaz oxidule d'azote dans le choléra. — Marche du choléra dans les départemens.

Numéro du 21 *avril.* — Bulletin des 19 et 20 avril. — Note sur le choléra-morbus sporadique et son traitement. — Hôpital de la Pitié. — Revue de l'hôpital de la Pitié. — Traitement de MM. Lisfranc et Velpeau. —Académie de Médecine. — Traitement de M. Gerdy contre le choléra. — *Correspondance.* — Lettre de M. Moreau de Jonnès à M. le président de l'Académie des Sciences.— Extrait d'une réclamation des brasseurs de Paris à la commission centrale de salubrité.—Marche du choléra-morbus dans les départemens.

Numéro du 24 *avril.* — Bulletin des 21, 22 et 23 avril. — Traitement du choléra-morbus par M. Broussais.— Revue de l'Hôtel-Dieu. — Hôpital de la Charité. — Emploi du charbon en poudre contre le choléra. — Hôpital Saint-Louis. — Service de MM. Jobert et Richerand. — Traitement de M. le professeur Alibert. — *Correspondance.* —Sur un nouveau moyen d'amélioration dans le service des infirmiers dans les hôpitaux. — Traitement du docteur Kennedy contre le choléra-morbus par l'emploi de l'acide nitreux. — Sur la vertu préservative de l'hydrogène sulfuré et de l'acide sulfureux. — Sur l'emploi du charbon végétal comme antimiasmatique. — Choléra-morbus d'Allemagne. — Exposé de l'explosion du choléra asiatique à Hambourg. — Marche du choléra dans les départemens.

Numéro du 26 *avril.* — Bulletin des 23 et 24 avril. — Examen des leçons de M. Broussais sur le choléra-morbus, 1er article. — Maison royale de santé — Traitement de M. Duméril. — Hôpital St-Louis. — Traitement de M. Lugol. — Note sur l'emploi du protoxide d'azote dans le traitement du choléra.

Numéro du 28 *avril.* — Bulletin des 25 et 26 avril. — Traitement du choléra dans la période de convalescence. — Etude des différentes formes qu'offre le choléra pendant la période de réaction. — De la médication qui leur convient. — Observations sur l'emploi de l'acide hydrophlorique dans le choléra. — Académies des Sciences et de Médecine. — *Correspondance* — Sur la vertu préservative des exutoires contre le choléra.

Numéro du 1er *mai.* — Bulletin des 27, 28 et 29 avril. — Examen des leçons de M. Broussais sur le choléra-morbus, 2e article. — Observations sur le choléra-morbus de Paris.— Psorentérie, Mémoire lu à l'Académie des Sciences par M. Serres. — Note sur l'épizootie des poules à Choisy-le-Roy, par M. le docteur Carrère.

Numéro du 3 mai. — *Nouvelles étrangères.* — HONGRIE. — Observations du docteur Charles Bohm, de Perth, sur le choléra et son traitement. — BELGIQUE. — *Nouvelles des départemens.* — Etat sanitaire de Lyon. — *Paris.* — Bulletin des 30 avril et 1er mai. — Du meilleur mode d'alimentation durant le choléra-morbus. — Revue des cas de choléra observés à l'Hôtel-Dieu. — Hôpital St-Louis, service de M. le docteur Alibert. — Coloration rouge des os chez les cholériques. — Frictions électriques. — Emploi de l'extrait aqueux de racine de colombo dans le choléra-morbus. — Sur l'usage de la bière.

Numéro du 5 mai. — Opinion de la *Gazette medicale* sur le choléra-morbus de Paris. — Bulletin de Paris des 2 et 3 mai. — Revue des cas de choléra observés à l'hôpital des Enfans-Malades et à l'hospice des Enfans-Trouvés. — Hôpital de la Charité, service de M. Rayer. — Des maladies consécutives au choléra. — Première lettre de M. le docteur Barbier sur le choléra-morbus d'Amiens. — Académie des sciences du 30 avril — Académie de médecine du 2 mai. — Note sur le choléra sporadique du midi de la France, par M. A. Ménard. — *Correspondance.* — Tableau du choléra-morbus de Glasgow. — Lettre sur l'emploi de l'huile d'olive contre le choléra. — Lettre sur les affections chroniques du système digestif, comme prédisposition au choléra-morbus. — Sur l'emploi de la ligature circulaire des membres dans le traitement du choléra. — Emploi de l'infusion aqueuse de quinquina comme préservatif du choléra. — Sur l'influence préservatrice des exutoires. — *Feuilleton.* — Lettre médicale sur Paris. — *Annonces.*

Numéro du 8 mai. — *Nouvelles étrangères.* — AUTRICHE. — BOHÊME. — PRUSSE. — ITALIE. — Lettre sur l'emploi de l'huile d'olive. — ANGLETERRE. — Bulletin de Londres du 30 avril au 4 mai. — Comtés. — IRLANDE. — Bulletin de Dublin du 27 au 30 avril. — De Cork du 26 au 29 avril. — Cove. — Arklow. — Tralech. — Downpatrick. — Belfast. — Naas. — Newcastle. — Kingscad. — BELGIQUE. — *Nouvelles des départemens.* — Remarques atmosphériques à Valenciennes. — Sur l'épizootie des poules, à Montluel. — *Paris.* — Bulletin des 4, 5 et 6 mai. — De la fin prochaine du choléra-morbus de Paris. — Etude des différentes formes qu'offre le choléra pendant la période de réaction, et de la médication qui leur convient, 2e article. — Lettre sur les projets de récompenses aux médecins.

Numéro du 10 mai. — *Nouvelles étrangères.* — PRUSSE. — Bulletin de Halle. — BELGIQUE. — Mesures sanitaires. — SUISSE. — ANGLETERRE. — IRLANDE. — *Nouvelles des départemens.* — *Paris.* — Bulletin des 7 et 8 mai. — Apparition du choléra à Courtray (Belgique). — Réapparition du choléra algide à Paris. — Sur la dernière séance de l'Académie de Médecine. — Hôpital Saint-Louis. — Compte rendu de la clinique de M. Manry.

Numéro du 12 mai. Bulletin de Paris des 9 et 10 mai. — Leçons de M. Magendie sur le choléra. — Deuxième lettre de M. Barbier sur le choléra-morbus d'Amiens. — Académie des Sciences du 7 mai. — Académie de Médecine du 8 mai. — Compte rendu de l'hôpital temporaire de Neuilly. — Lettre de M. Chervin à M. le ministre du commerce sur la contagion. — Analyse des ouvrages de MM. Foy, Delpech, Sandras et Récamier, sur le choléra-morbus. — *Feuilleton.* — Lettre médicale sur Paris. — *Annonces.*

Numéro du 15 mai. — *Nouvelles étrangères.* — Angleterre. — Irlande. — Autriche. — Belgique. — Hollande. — Mesures sanitaires. — *Nouvelles des départemens.* — Apparition de la suette après le choléra-morbus dans l'Oise. — Emploi du protoxide d'azote dans le choléra-morbus à Orléans. — *Paris.* — Bulletin des 12, 13 et 14 mai. — Des affections cholériformes. — Maladie et mort de M. Cuvier. — Observation sur l'emploi de l'urtication dans le traitement du choléra, par M. Girard. — Tableau statistique du choléra-morbus de Londres, par M. Moreau de Jonnès. — Nouvelles diverses.

Numéro du 17 mai. — *Nouvelles étrangères.* — Prusse. — Autriche. — Angleterre. — Irlande. — Belgique. — Etat sanitaire de la ville de Gand. — *Paris.* — Bulletin des 14 et 15 mai. — Sur l'état du choléra-morbus dans les départemens. — Autopsie de M. Cuvier. — Sur la dernière séance de l'Académie de Médecine. — Funérailles de M. Cuvier. — Discours prononcé par M. Pariset. — *Correspondance.* — Extrait du rapport à M. le préfet de Seine-et-Oise sur le choléra qui a régné dans ce département.

Numéro du 19 mai. — *Paris.* — Bulletin des 16 et 17 mai. — Sur le rapport de la nouvelle commission du choléra-morbus de l'Académie de Médecine. — Rapport et instruction pratique de l'Académie de Médecine sur le choléra-morbus. — Séances de l'Académie de médecine des 12 et 15 mai. — Autopsie cadavérique de M. Cuvier, par M. Bérard aîné. — Lettre de M. Planche. — Observations hygiéniques sur les moyens d'éteindre le choléra-morbus en France. — *Feuilleton.* — Lettre médicale sur Paris. — *Annonces.*

Numéro du 22 mai. — *Nouvelles étrangères.* — Bohême. — Prusse. — Angleterre. — Cessation du choléra à Londres. — Comtés. — Irlande. — Bavière. — Mesures sanitaires. — Savoie. — Mesures sanitaires. — Belgique. — *Nouvelles des départemens.* — Valenciennes. — Toulouse. Emploi de mauvaises farines. Séance publique de la Société royale de Médecine. — Concours à l'Ecole royale vétérinaire. — Brest. Bruits d'empoisonnemens. — Marseille. Délibération de la Société royale de Médecine. — *Paris.* — Bulletin des 18, 19 et 20 mai. — Maladie de M. Périer. — Analyse chimique du sang des cholériques. — *Correspondance.* — Hôtel-Dieu d'Orléans. Gaz protoxide d'azote dans le choléra.

Numéro du 24 mai — *Nouvelles étrangères.* — Bohême. — Angleterre. — Irlande. — Prusse. — Belgique. — *Nouvelles des départemens.* — Lyon.

Etat sanitaire. — Quelques observations de choléra-morbus. — Epidémie d'Angines dans la Haute-Saône. — *Paris.*—Bulletin des 21 et 22 mai. — De la cause des oscillations de l'épidémie cholérique de Paris. — Note sur l'héméralopie qui a régné à Belfort. — *Correspondance.* —Sur la suette de l'Oise. — *Variétés.*

Numéro du 26 mai. — Bulletin de Paris des 23 et 24 mai. — Troisième lettre de M. Barbier sur le choléra-morbus d'Amiens. — Analyse de l'air expiré par des hommes sains et des cholériques. — Revue des cas de choléra-morbus observés aux Invalides. — Séance de l'Académie de Médecine du 22 mai. — *Correspondance.*—Sur l'emploi de l'huile combiné à la méthode antiphlogistique. — Mouvement des cholériques à l'hôpital des Vénériens. — Sur les animalcules considérés comme causes du choléra. — Observation de fièvre intermittente cholérique. — Autopsie de poules. — Lettre du docteur Lowenhayn. — *Variétés.* — *Feuilleton* — Lettre médicale sur Paris. — *Annonces.*

Numéro du 29 mai. — *Nouvelles étrangères.* — Belgique. — Petite vérole non contagieuse à Wynghem. — Angleterre. — Irlande. — Bohème. — *Nouvelles des départemens.* — Marseille. Séance de la Société royale de médecine. — Haute-Marne. Epidémie de fièvres typhoïdes à Meures. — *Paris.* — Bulletin des 25, 26 et 27 mai. — Etude des différentes formes qu'offre le choléra dans la période de réaction et des médications qui leur conviennent, 2° article. — Note sur une épidémie de poissons. — Mort et funérailles de M. Serullas. — *Bulletin de correspondance.* — Avis aux correspondans de la *Gazette.* — Sur l'emploi des substances salines dans le choléra. — Remèdes hydrogénés contre le choléra.

Numéro du 31 mai. — *Nouvelles étrangères.* — Prusse. — Italie. — Autriche. — Belgique. — Apparition du choléra dans le Hainaut. — Angleterre. — Irlande. — *Nouvelles des départemens.* — *Paris.* — Bulletin des 28 et 29 mai. — Recherches sur la peste noire du 14° siècle. — *Variétés.*

Numéro du 2 juin. — Bulletin de Paris des 30 et 31 mai. — Observations physiologiques et chirurgicales sur le choléra-morbus de Berlin. — Tableau général du mouvement de tous les hôpitaux de Paris jusqu'au 30 avril. — Observations sur le traitement du choléra. — Leçons de M. Magendie, 2° article. — Séance de l'Académie des Sciences du 28 mai. — Séance de l'Académie de Médecine du 29 mai. — *Bulletin de correspondance.* — Sur les caractères anatomiques de l'épizootie des poules. — Eaux minérales de Chastellon. — Lésion de la moelle épinière. — Choléra-morbus de Nantes, etc., etc. — *Feuilleton.* — Court fragment d'une longue préface.

Numéro du 9 juin. — *Nouvelles étrangères.* — Prusse. — Autriche. — Belgique. — Apparition du choléra-morbus à Gand. — Angleterre. — Irlande. — *Nouvelles des départemens* — Si le choléra-morbus envahira le midi de l'Europe. — *Paris*. — Bulletin des 1er, 2 et 3 juin. — Sur les cas actuels de choléra à Paris. — Leçons de M. Magendie sur le choléra-morbus. — — Sur l'emploi de l'urtication dans le choléra.

Numéro du 7 juin. — *Nouvelles étrangères*. — BELGIQUE — PRUSSE. — BOHÈME. — ANGLETERRE. — IRLANDE. — *Nouvelles des départemens*. — Programme des prix proposés par la Société de médecine de Lyon. — *Paris*. — Bulletin des 4 et 5 juin sur les blessés reçus dans les hôpitaux de Paris. — Sur l'emploi de la belladone dans le traitement du choléra-morbus à Troyes. — Sur quelques affections des yeux dans le choléra. — Rapport à l'Académie sur l'ouvrage de sir Astley Cooper relatif au thymus.

Numéro du 9 juin. — Bulletin de Paris des 6 et 7 juin. — Remarques sur les fractures compliquées de plaies d'armes à feu qui nécessitent l'amputation. — Emploi des affusions froides dans le choléra. — Séance de l'Académie de Médecine, du 5 juin. — Autopsie cadavérique du général Lamarque. — Gangrène produite par l'emploi du seigle ergoté. — *Correspondance*. — Sur les fumigations d'acide nitrique. — Hermaphrodite humain. — Nouvelles des hôpitaux. — *Feuilleton*. — Troisième réponse à un ami.

Numéro du 12 juin. — *Nouvelles étrangères*. PRUSSE. — AUTRICHE. — BOHÊME. — BELGIQUE. — Traitement conseillé par le gouvernement belge contre le choléra. — ANGLETERRE. — IRLANDE. — *Paris*. Bulletin des 8, 9 et 10 juin. — Sur l'ordonnance qui prescrit aux médecins la violation du secret. — Lettre de M. Adelon, professeur de médecine légale. — De l'Influence des saisons sur le choléra. — Ordonnance de police. — Choléra succédant à l'emploi des purgatifs. — Bulletin des hôpitaux.

CONDITIONS DE L'ABONNEMENT.

On s'abonne au bureau de la *Gazette médicale*, rue Poissonnière, n° 5; et chez tous les directeurs des postes des départemens.

PRIX : 40 fr. par an, 20 fr. pour six mois et 10 fr. pour trois mois pour la France et la Belgique. On paie 4 fr. en sus par trimestre pour l'étranger.

TABLE

DES MATIÈRES.

—

www.ingramcontent.com/pod-product-compliance
Ingram Content Group UK Ltd.
Pitfield, Milton Keynes, MK11 3LW, UK
UKHW020128130726
13696UKWH00001B/257